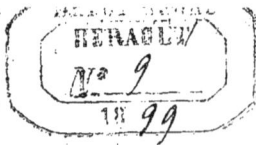
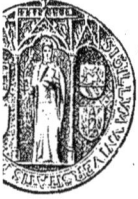

Docteur B. BOÏADJIEFF

Contribution à l'étude clinique

Du Muguet

chez l'Enfant

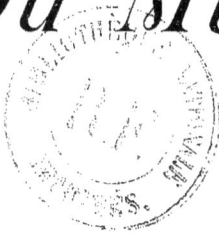

MONTPELLIER

GUSTAVE FIRMIN ET MONTANE

CONTRIBUTION A L'ÉTUDE CLINIQUE

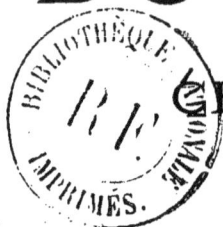

DU MUGUET

CHEZ L'ENFANT

PAR

Basile BOÏADJIEFF

DOCTEUR EN MÉDECINE

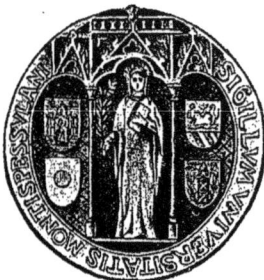

MONTPELLIER

IMPRIMERIE Gustave FIRMIN et MONTANE-

Ancien Hôtel de la Faculté des Sciences

—

1899

PERSONNEL DE LA FACULTÉ

MM. VIALLETON . . . . DOYEN
HAMELIN (✳) . . . . ASSESSEUR

Professeurs

Hygiène.	MM. BERTIN-SANS.
Clinique médicale	GRASSET (✳).
Clinique chirurgicale.	TEDENAT.
Clinique obstétric. et gynécol.	GRYNFELTT.
Thérapeutique et matière médicale. . . .	HAMELIN (✳).
Clinique médicale	CARRIEU.
Clinique des maladies mentales et nerv.	MAIRET (✳).
Physique médicale.	IMBERT
Botanique et hist. nat. méd.	GRANEL.
Clinique chirurgicale.	FORGUE.
Clinique ophtalmologique.	TRUC.
Chimie médicale et Pharmacie	VILLE.
Physiologie.	HEDON.
Histologie	VIALLETON.
Pathologie interne.	DUCAMP.
Anatomie.	GILIS.
Opérations et appareils	ESTOR.
Microbiologie	RODET.
Médecine légale et toxicologie	SARDA.
Clinique des maladies des enfants	BAUMEL.
Anatomie pathologique	N...
Id. Bosc (Ch. du c.)	

Doyen honoraire : M. MAIRET (✳).
Professeurs honoraires: MM. JAUMES, DUBRUEIL (✳), PAULET (O. ✳).

Chargés de Cours complémentaires

Accouchements.	MM. VALLOIS, agrégé.
Clinique ann. des mal. syphil. et cutanées	BROUSSE, agrégé.
Clinique annexe des mal. des vieillards. .	VIRES, agrégé.
Pathologie externe	DE ROUVILLE, agr.
Pathologie générale	RAYMOND, agrégé.

Agrégés en exercice

MM. BROUSSE	MM. DE ROUVILLE	MM. GALAVIELLE
RAUZIER	PUECH	RAYMOND
LAPEYRE	VALLOIS	VIRES
MOITESSIER	MOURET	IMBERT
BOSC	DELEZENNE	BERTIN-SANS

MM. H. GOT, *secrétaire.*
F.-J. BLAISE, *secrétaire honoraire.*

Examinateurs de la Thèse

MM. BAUMEL, *président.*	MM. BROUSSE, *agrégé.*
SARDA, *professeur.*	VIRES, *agrégé.*

A la Mémoire de mon Père

A la Mémoire de mon Épouse vénérée
et de mes deux Enfants

Regrets éternels.

A mon Fils adoré IVAN

Admiration paternelle.

B BOÏADJIEFF.

A mes Parents

Témoignage de profonde affection
et reconnaissance.

A mon excellent Ami, M. le Dr I. IANKOFF

B, BOÏADJIEFF.

A MON PRÉSIDENT DE THÈSE

M. LE DOCTEUR BAUMEL

PROFESSEUR DE CLINIQUE DES MALADIES DES ENFANTS

ADJOINT AU MAIRE DE MONTPELLIER

OFFICIER DE L'INSTRUCTION PUBLIQUE

B. BOÏADJIEFF.

A tous mes Maîtres de la Faculté

A mes très chers Amis
MM. les Docteurs Baïtcheff et Siromahoff

A tous mes Amis

B BOÏADJIEFF.

INTRODUCTION

Pendant nos stages médicaux, nous nous sommes senti tout naturellement porté à consacrer une grande partie de notre temps à la Clinique des Maladies des enfants.

Un attrait puissant nous a guidé dans l'étude de ces maladies si intéressantes, et c'est avec une véritable passion que nous nous sommes attaché aux pas de notre éminent Maître, M. le professeur Baumel, dont le talent et le dévouement se sont mis tout entier au soulagement de ces pauvres petits êtres. Nous avons puisé, à ce haut exemple et à cet enseignement, si habilement et si délicatement dirigé, un attachement tout particulier, une sorte de prédilection à la Pédiatrie ; et, nous aussi, nous nous sommes senti pris du désir ardent d'apporter nos soins les plus intelligents et les plus éclairés au soulagement et à la guérison des maladies qui viennent fondre sur ces jeunes têtes à peine formées !

Aussi, c'est pour nous une satisfaction bien douce que de nous voir chargé d'un travail aussi important, au service duquel nous mettrons toute la somme de connaissances que nous avons recueillies à ce sujet avec un soin de tous les instants ; nous sommes persuadé que, si nous restons au-dessous de notre tâche, nous n'y aurons pas moins dépensé, sans compter, le meilleur de nous-même...

Le sujet de notre thèse repose sur une de ces maladies du jeune âge, très fréquente et très intéressante : *le Muguet*.

« De tous les parasites de la muqueuse buccale, le plus » important en pathologie est l'oïdium albicans, qui consti- » tue les plaques du muguet ».

Ainsi s'expriment, à ce sujet, Cornil et Ranvier.

C'est une maladie que nous avons eue à traiter au commencement de nos études médicales, hélas ! sur la personne même de chers petits êtres qui nous ont été ravis. Les efforts inouïs que nous avons faits pour les arracher à la mort, en demeurant stériles, nous ont révélé la malignité que peut avoir cette maladie, considérée généralement comme bénigne.

Dans notre thèse, nous avons envisagé le muguet au point de vue :

Etiologique ;
Pathogénique ;
Symptomatologique ;
Prophylacto-thérapeutique.

Dans les chapitres correspondants nous nous sommes attaché à démontrer les vraies causes occasionnelles de la maladie et à expliquer le processus morbide de l'épithélium buccal, qui précède l'éclosion du muguet, c'est-à-dire la formation du terrain favorable et le mode de fixation du parasite.

Aux symptômes déjà connus, nous en ajoutons d'autres que nous avons constatés et dont la nature nous a paru intéressante.

D'après nous, le traitement pathogénique prime tous les autres et, dans bien des cas, lors même que la maladie est déjà déclarée, il nous paraît de nature à rendre beaucoup plus efficace le traitement antiparasitaire.

En outre, nous avons intercalé d'autres chapitres qui viennent chacun apporter des éléments et des faits nouveaux, recueillis chez les auteurs qui se sont occupés de cette question.

Cet ensemble concourt à présenter la maladie sous toutes ses phases et à l'envisager dans toutes ses manifestations les plus variées.

Notre but a été de faire une description complète de la maladie.

Nos observations nous sont personnelles, ayant été, pour la très grande part, recueillies dans le service de M. le professeur Baumel.

L'identité du muguet, sauf un très petit nombre de cas observés, a toujours été confirmée par l'examen microscopique fait au laboratoire du service.

Dans la plupart des cas, nous avons observé que le parasite se présente à l'examen microscopique sous la forme levure et rarement sous la forme filaments. Le petit nombre de cas où l'on observe des filaments tient sans doute, ainsi que Quinquaud l'a remarqué bien avant nous, à ce que les concrétions sont très jeunes ; les filaments peuvent être courts ou souvent faire défaut.

Cela s'explique parce qu'ils n'ont pas le temps de se former, le muguet étant traité de bonne heure. D'un autre côté, le traitement alcalin institué ne permet pas la formation filamenteuse du parasite agissant sur la métamorphose de ce dernier.

Tel est, dans ses grandes lignes, le travail que nous nous sommes imposé ; nous y avons apporté tous nos soins, mais nous sommes loin d'être persuadé que nous sommes arrivé à donner sur la matière une étude complète. Nous nous sommes borné en grande partie à réunir les documents et les faits touchant ce sujet et disséminés dans le vaste champ de la littérature médicale.

X

Notre travail, s'il est consciencieux, est des plus modèstes et se réclame humblement de la bienveillance de ses juges.

Ils voudront bien reconnaître que notre travail présentait un caractère particulier de difficultés, en ce sens qu'il n'est pas rédigé dans notre langue-mère, et ils voudront bien voir, dans les efforts que nous avons faits pour l'écrire aussi correctement que possible dans un dialecte nouveau pour nous, tout l'amour que nous portons au grand Pays qui le parle.

Nous prions notre Maître vénéré, M. le professeur Baumel, d'agréer l'expression de notre profonde gratitude et le témoignage de notre vive reconnaissance pour l'honneur qu'il nous fait d'avoir bien voulu accepter la présidence de notre thèse.

Nous le remercions, encore une fois, de nous avoir initié à ces soins touchants qu'il faut prodiguer à l'enfance la plus tendre. A cette grande et sublime Ecole du dévoûment qui tend la main à la science, nous avons puisé une ardente passion à mettre toutes nos forces au soulagement de si tendres souffrances !

A tous nos Maîtres de la Faculté, nous adressons l'hommage ému de notre plus vive reconnaissance.

Point n'est besoin de les nommer : leurs noms sont gravés dans notre cœur. Qu'ils trouvent, dans l'expression naïve et touchante de cette gratitude, la récompense, douce à l'âme, des efforts qu'ils prodiguent sans compter à l'enseignement d'une jeunesse studieuse et reconnaissante.

Le souvenir de la Faculté de Montpellier ne sortira pas de notre mémoire ; et, vers cette Ville où Elle rayonne et nous attire à Elle de si loin, notre pensée se reportera souvent, dans un élan de gratitude et d'émotion infinies, — comme on aime à tourner ses regards attendris vers un pays adoré — parce qu'à tous il ouvre généreusement toutes grandes ses portes, pour donner à chacun le meilleur de lui-même !!

CONTRIBUTION A L'ÉTUDE CLINIQUE

DU MUGUET CHEZ L'ENFANT

HISTORIQUE

Le muguet, appelé encore millet, blanchet et stomatite crémeuse, est une maladie connue des médecins dès la plus haute antiquité, tels que Hippocrate, Galien, etc.

Il a été considéré comme une ulcération gangréneuse, une éruption papuleuse ou comme une sorte d'aphtes.

Le parasite du muguet a été entrevu, en 1839, par Langenbeck, mais c'est Berg de Stockholm qui a signalé, en 1840, l'existence du champignon pathogène dans les concrétions du muguet. En outre, l'auteur a donné quelques détails sur sa morphologie et a démontré, expérimentalement, la contagion directe.

Si, aujourd'hui, certains auteurs attribuent à Langenbeck ou à Gruby la découverte du parasite, d'autres, et c'est la majorité, sont d'accord pour reconnaître que c'est à Berg que revient cet honneur.

Gruby, en 1842, et, après lui, Vogel, appellent le muguet aphtophyte et le considèrent comme une maladie grave de l'épithélium.

En 1847, Ch. Robin a donné, dans sa thèse, une description parfaite du champignon, et, en 1853, dans son *Histoire naturelle des végétaux parasites*, lui a donné le nom d' « oïdium albicans », que nous conservons encore.

Un assez bon nombre d'auteurs, parmi lesquels figurent des autorités comme Trousseau et Laboulbène, ont classé le muguet parmi les stomatites pseudo-membraneuses et lui ont décrit trois formes différentes.

Gubler (1), dans ses travaux sur le muguet, soutient que l'acidité buccale, causée par l'altération du mucus, favorise la végétation. Vogel partage cet avis.

Quelques années après, Seux a fait du muguet une maladie générale, infectieuse, dont les manifestations extérieures sont représentées par les concrétions buccales.

Mignot et Barrier sont partisans de la nature inflammatoire du muguet, et la contagion incontestable de la maladie fut démontrée par Mignot dans son mémoire de 1857.

En 1864, Hardy a décrit le muguet d'une façon précise. Cette même année, Burckhardt et Hallier ont vu et décrit une forme du parasite qu'ils prennent pour des sporanges.

Quinquaud (*Arch. de physiologie*, 1868), après avoir bien étudié le développement du parasite dans des milieux différents et à différentes températures, a trouvé que le champignon du muguet se différencie du genre oïdium et il fait de lui un nouveau genre qu'il appelle Syringospora Robinii.

L'année suivante, Grisolle divise le muguet en idiopathique et en symptomatique et signale les deux signes caractéristiques de la maladie : l'hyposécrétion salivaire et l'absence d'odeur fétide de l'haleine.

Les travaux du professeur Parrot sur le muguet sont des

(1) *Gaz. méd.*, 26 juin 1852.

plus remarquables. Pour lui, le mauvais état général et la présence du parasite dans le milieu ambiant sont les deux grands facteurs de la maladie. D'après l'auteur, le muguet est purement symptomatique et, dans son livre de *l'Athrepsie*, il le considère comme une complication survenant au cours d'une maladie préexistante ou lorsque l'organisme se trouve, pour une cause ou pour une autre, dans une débilité marquée.

Delafond et Chatin sont du même avis que Parrot sur ce sujet.

Bien avant lui, Valleix, Billard, etc., ont signalé le muguet dans les autres parties du tube digestif, sans cependant nous donner rien de bien précis à ce sujet, et c'est Parrot, le premier et le seul, qui, par ses recherches microscopiques, est venu lever les doutes, non seulement sur l'existence du muguet gastrique et intestinal, mais encore sur celle du muguet dans l'appareil respiratoire.

La bouche, pour lui, est le point de départ du muguet, et l'auteur s'exprime dans les termes suivants : « Quand on le » rencontre, on peut affirmer qu'il y en a dans la bouche « comme si elle était la pépinière d'où partent nécessairement « les spores qui vont germer en d'autres lieux. » (1).

Wagner affirme la métastase du muguet et la formation de thromboses et d'embolies, à la suite de la pénétration des éléments mycotiques dans les vaisseaux.

Le même auteur pense que le parasite produit, par sa présence sur la muqueuse, une excitation des vaso-dilatateurs et consécutivement l'exsudation du plasma sanguin, aliment nécessaire au parasite.

Grawitz est le premier qui est arrivé à cultiver le champignon du muguet. Dans ses recherches, l'auteur a constaté les

(1) *Arch. de physiologie norm. et path.*, 1868, t. II.

formes durables de l'oïdium albicans et lui a reconnu les propriétés d'un ferment alcoolique.

A partir de l'année 1877 de nombreux faits ont été signalés.

D'Espine et Picot citent des cas où le muguet est devenu
épidémique. Bouchut explique la transmission de la maladie
par le simple contact. Rees affirme avoir vu aussi les sporanges de Burckhardt. Il nomma le champignon Saccharomyces
Albicans, nom adopté en France par Van Tieghem.

Dans son *Traité des maladies des voies digestives* (1880),
Damaschino rejette l'épidémicité du muguet ; mais en ce qui
concerne son étiologie chez les enfants, il est du même
avis que Parrot, ainsi que nous l'avons dit en parlant de cet
auteur.

Viennent ensuite Linossier et Roux (1), qui méritent une
mention honorable dans l'histoire du muguet. D'après eux, le
champignon du muguet ne peut pas être un oïdium, vu l'absence des spores endogènes. Leurs précieuses recherches sur
la fermentation que produit le champignon dans les milieux
fermentescibles les ont amenés à conclure que l'on doit le rayer
du groupe des saccharomyces, puisque, comme d'ailleurs l'a
vu aussi Grawitz, c'est un ferment alcoolique et un agent
d'oxydation analogue à certains mucors.

Ces mêmes auteurs sont arrivés à reconnaître, comme Kose-
garten et Kehrer, que les alcalis qu'on emploie à combattre
la maladie favorisent, au contraire, la végétation du champignon.

En outre, ils trouvent qu'on a dû confondre les deux formes
absolument distinctes, dont l'une prise pour des sporanges est,
en effet, une forme involutive, et l'autre, mal interprétée par
Grawitz et Plaut, est la forme durable, la véritable spore du
champignon.

---

(1) *Arch. de méd. expér.*, 1890.

N'est-ce pas Linossier et Roux qui nous donnent la des-cription la plus ample sur la biologie et la morphologie du champignon dans les divers milieux de culture ?

Roux a fait des recherches sur la oïdio-mycose expéri-mentale, par des injections intra-veineuses de pures cultures du champignon, et a été amené aux mêmes résultats que Klem-perer en 1885.

De nombreuses recherches et observations, de plus en plus intéressantes, ont été publiées pendant ces dernières années. Nous citerons, entre autres, celles de Charrin et Ostrowsky en 1895, sur l'oïdium albicans considéré comme agent pathogène et septicémique ; celles de G. Guidi, en 1896, sur la mycologie et la métastase du muguet ; celles de Roger sur la vaccination contre la maladie ; de Von Frich, le muguet des organes géni-taux et de la vessie. Cette année, Vuillemin signale des vrais ascospores dans les concrétions buccales et les cultures du champignon, et il appelle ce champignon « Endomyces albi-cans ».

Nous pensons que, malgré ces nombreux travaux, le dernier mot n'est pas encore dit, et nous avons devant nous un vaste champ d'étude dont les limites nous paraissent encore bien reculées.

MYCOLOGIE

Nous venons donc de voir, dans le chapitre précédent, comment les auteurs classent le champignon du muguet, mais nous croyons devoir lui conserver l'ancienne dénomination donnée par Ch. Robin, jusqu'à ce que cette question soit définitivement tranchée.

A l'examen microscopique des cultures ou des concrétions buccales, le végétal se présente sous deux formes connues : l'une filamenteuse, l'autre en levure, ou encore, ce qu'on rencontre très souvent, les deux formes réunies et constituant une forme mixte, globulo-filamenteuse.

La forme filamenteuse est représentée par des éléments longs, tubuleux et cylindriques, que les auteurs anciens ont jadis considérés comme les mycéliums des champignons. Les filaments à l'état adulte, longs de 500 à 600 μ et larges de à 3 5 μ, sont ramifiés et cloisonnés. Leur membrane d'enveloppe est mince et leur intérieur est transparent et légèrement ambré, prenant facilement les couleurs basiques d'aniline. Les filaments jeunes sont, au contraire, plus minces, moins longs, moins ramifiés et cloisonnés, et, par conséquent, plus cylindriques. Les cloisons et les étranglements à leur niveau, que nous apercevons sur la continuité des filaments, délimitent des cellules qui, par leur réunion ou articulation bout à bout, constituent le filament.

Ces cellules, longues de $0^{mm}02$ à $0^{mm}01$, contiennent de petites granulations douées du mouvement brownien ou bien des vacuoles remplies d'un liquide ambré et prises, par Ch. Robin, pour des spores endogènes.

Si on examine les concrétions buccales du parasite, on trouve l'extrémité adhérente ou d'origine du filament cachée dans un amas de globules de levure et des cellules épithéliales. Cette extrémité dégagée, on constate que sa première cellule allongée est le prolongement d'un globule de levure terminal.

A l'autre extrémité, libre ou sporifère du filament ou de ses hyphas (ramifications), on aperçoit une cellule de 5 à 7 μ de diamètre, qui paraît être un globule prêt à se détacher.

La forme levure, le faciès normal du microphyte, est représentée par des éléments sphériques ou ovoïdes, longtemps pris pour de véritables spores exogènes.

De 3 à 4 μ de diamètre, à bords nets et à contenu transparent réfractant la lumière, sans noyau figuré, mais renfermant de fines granulations douées du mouvement brownien, ces éléments globuleux sont, soit libres, soit adhérents aux cellules épithéliales ou appendus latéralement et à l'extrémité terminale des filaments.

Les globules de levure remplacent les véritables spores. La forme, la dimension, la résistance et les propriétés végétatives de ces éléments conviennent à ces derniers pour le rôle qui leur est dévolu dans la végétation et dans la production de la maladie.

Les deux formes, en filaments et en levure, ne sont autres que les formes de l'accommodation du végétal vis-à-vis du milieu où il se développe.

Ces formes représentent les différentes phases de l'évolution d'un organe du champignon nommé chlamydospore.

Cette forme durable est obtenue par Linossier et Roux en cultivant l'oïdium albicans sur le liquide de Naegeli, additionné de 1 à 5 0/0 de saccharose et à une température de 25 à 30 degrés.

La chlamydospore est sphérique et atteint de 14 à 20 μ de diamètre ; elle est appendue à l'extrémité, soit d'un filament, soit d'un chapelet de globules (torula), et séparée par ces derniers par des cellules dites præterminales, vides et renflées en massue. A l'état jeune, la chlamydospore présente un protoplasma homogène ou finement granuleux, donnant la réaction du glycogène ; mais, plus tard, à la phase mûriforme, le proto·plasma se divise en petites granulations qui entourent un globule central plus volumineux, la véritable spore de l'oïdium albicans. La sortie de ces granulations se fait par la rupture en V de la membrane d'enveloppe. L'évolution ultérieure de la chlamydospore n'a pu être observée.

Le parasite peut être cultivé dans des milieux solides et liquides, mais en présence de l'oxygène. Sur les milieux solides, le champignon se développe d'habitude sous la forme levure. Aubry a fait ces cultures sur des pommes de terre ; Laurent, sur le moût de bière gélatinisé ; d'autres sur la gélatine peptonisée ou glucosée ; mais la meilleure culture s'obtient à 35° sur des carottes cuites et stérilisées.

Sur les milieux liquides : bouillons de viande, liquide de Nægeli, etc., et à une température de 25 à 30°, la récolte est moins abondante et les cultures se présentent ordinairement sous la forme globulo-filamenteuse.

L'ensemencement se fait ou par les filaments, ou mieux par les globules qui bourgeonnent plus énergiquement. Les éléments ensemencés donnent, par scissiparité directe, soit des globules, soit des filaments, soit enfin des deux réunis.

D'après la plupart des auteurs, on ne trouve pas dans les cultures de véritables ascospores, c'est ce qui différencie l'oïdium albicans du saccharomyces. Vuillemin (1), au con-

(1) *Sem. méd.*, 1898, n° 56.

traire, dit avoir rencontré ces organes reproducteurs du champignon dans les plaques buccales et, surtout, dans les cultures faites sur des milieux solides (carotte, betterave).

Linossier et Roux ont observé d'autres grandes cellules arrondies, qu'ils nomment pseudosporanges.

Comme nous l'avons dit plus haut, la plante affecte telle ou telle forme selon le milieu où elle se développe, la température et la composition chimique de ce milieu. Ainsi, la forme levure apparaît sur les milieux solides, la forme filamenteuse et globulo-filamenteuse sur les milieux liquides. L'acidité ou l'alcalinité excessive des milieux donne la forme globulo-filamenteuse ; tandis que l'alcalinité faible produit la forme levure. Une température de 35° provoque la filamentisation ; la rareté de l'air et le manque d'oxygène agissent dans le même sens.

Ce polymorphisme accommodatif de la plante a été constaté par tous les auteurs.

La germination nécessite certaines conditions ; ainsi une température plus élevée de 55° c. ou plus basse de 10° arrête l'évolution du champignon. Les alcalis à faible dose (2 p. 1000) exaltent les propriétés végétatives de la plante ; par contre une acidité du milieu nutritif à 2 p. 100 s'oppose à la germination. Pour son développement le parasite recherche les aliments dans le milieu où il se trouve. Comme la plante est aérobie, l'oxygène est de toute nécessité ; les gaz inertes et le vide empêchent son développement. Les hydrocarbonés : glucose, dextrine, acide citrique, etc., sont de très bons aliments; tandis que la glycérine, le glycogène (par conséquent le foie), l'amidon, la lactose ne sont pas favorables.

Quant aux substances azotées, elles sont les aliments plastiques et donnent des récoltes abondantes.

Dans la bouche, le muguet se nourrit aux dépens de la lactose ou de l'amidon, dédoublés par la salive ; mais en présence des alcalis, ce dédoublement n'a pas lieu et le parasite meurt, pour ainsi dire, de faim. En somme, les alcalis empêchent la nutrition du champignon dans la bouche et tendent à le ramener à la forme levure, facile à se détacher de la muqueuse ; c'est pour cela qu'ils constituent la base du traitement de la maladie.

D'après les recherches de Grawitz et, plus tard, de Linossier et Roux (1), l'oïdium albicans est un ferment alcoolique faible et agent d'oxydation. Dans les produits de fermentation des liquides sucrés, on trouve de l'alcool, de l'aldéhyde et de l'acide acétique. L'aldéhyde formé provient par l'oxydation directe de l'alcool préformé sous l'influence du champignon.

L'oïdium albicans est aussi un agent pathogène général. Ce sont : Klemperer, Linossier, Roux, Charrin et Ostrowsky (2) qui ont, par leurs recherches, découvert ces propriétés du champignon.

Les injections sous-cutanées, intra-veineuses et intra-péritonéales, faites chez les lapins, provoquent, soit des lésions locales (abcès ou péritonite adhésive), soit une oïdiomycose généralisée et mortelle, avec métastase dans les viscères.

A l'autopsie, on trouve les reins, le foie, le cœur, etc., lésés. Mécaniquement, le parasite détériore ces organes et altère leur fonctionnement.

Comme le rein est l'organe le plus souvent affecté, la mort arrive généralement par auto-intoxication (urémie).

Les produits solubles du champignon sont très peu puissants. Ainsi, Charrin a fait varier la température de l'animal, la composition et la toxicité des urines, et il a même amené

_____

(1) *Bulletin de la Soc. chim. de Paris* 1890, t. IV.
(2) *Sem. méd.*, 1895 et 1896.

la mort chez des lapins ; mais ponr cela il faut de 20 à 40 gr. de produits solubles par kilogr. d'animal.

Les lapins, atteints expérimentalement d'une mycose muguétique généralisée, ont les urines moins toxiques, tandis que la toxicité de leur sérum sanguin est accrue. Les cultures faites dans ce sérum sont presque insignifiantes ; les éléments sont agglutinés et leurs cuticules notablement épaissies.

Les produits solubles du champignon ne vaccinent pas, et, pour cela, il faudrait inoculer, sous la peau, des doses successives et progressives du virus vivant faible. Pareilles recherches ont été faites par Roger (1), Charrin et Ostrowsky (2).

(1) *Sem. méd.*, 1896.
(2) Th. de Paris, 1896.

ÉTIOLOGIE. — PATHOGÉNIE

Le muguet est une maladie de tous les âges ; mais on le rencontre le plus souvent aux âges extrêmes de la vie, principalement dans la première enfance. Valleix pensait que le muguet est plus fréquent dans les deux premiers mois de la vie, et Trousseau, entre 2 mois et demi et 22 mois. Pour Damaschino et pour nous, c'est pendant toute la période d'allaitement, mais bien plus encore pendant les six premiers mois, alors que l'organisme s'oppose faiblement aux agents morbigènes.

Il peut apparaître dès les premiers jours après la naissance ; ainsi Seux, de Marseille, a noté, sur 547 nouveau-nés, 403 fois le muguet. 394 de ces cas ont été constatés avant le huitième jour. Très souvent même, on peut rencontrer la maladie dès le premier ou le second jour, comme nous l'avons observé trois fois (Observations XIX, XXV et XXVI). Une évolution aussi rapide de la maladie a été également observée par les auteurs, notamment par Véron, qui est allé jusqu'à supposer que le muguet, dans ces cas, est congénital.

La saison influe beaucoup sur sa fréquence ; ainsi, selon Billard et Seux, le muguet est plus fréquent l'été (116 cas sur 126 enfants) que l'hiver (96 cas sur 150 enfants).

On le rencontre plus au Midi qu'au Nord (Seux, Parrot).

Le muguet est souvent endémique dans les hôpitaux et les maternités (1).

Le muguet est une maladie contagieuse (Colombier, Dugès, Valleix, etc.); la contagion se fait par contact immédiat ou médiat.

Habituellement, c'est par les globules de levure que la maladie se propage. Leur dimension, leur forme et la résistance qu'ils offrent aux influences extérieures favorisent leur rôle.

La contamination indirecte s'effectue par divers agents de transmission; ainsi l'air, tenant en suspension les éléments du champignon du muguet, peut transmettre ce dernier à distance (2). L'entourage, le sein de la nourrice (Parrot, Mignot [3]), les différents objets servant à l'enfant agissent dans le même sens.

La contamination directe se fait sans interposition de pareils agents. Ainsi se transmet le muguet d'un sein malade à un enfant jusque-là indemne et réciproquement (Lelut (4), Mignot (5), Delafond (6), etc.)

Les germes parasitaires ne sont pas tout, et pour l'éclosion du muguet d'autres conditions encore sont nécessaires; un état de réceptivité morbide de l'organisme ou, en d'autres termes, un terrain préalablement préparé est indispensable. Ainsi, Delafond, pour reproduire le muguet expérimentalement

---

(1) D'Espine et Picot.— *Manuel des mal. de l'enf.*, 1877; S. Remy.— *Rev. méd. de l'Est*, 1889, 1er décembre; Mettenheimer.— *Allg. Wiener med. Zeitschr.*, 6 février 1894; Grösz. — *Rev. mens. des mal. de l'enfance*, 1896, p. 602.

(2) Lebrun —Th. Paris, 1883; G. Roux et Valtat.— *Lyon méd.*, 1893.

(3) *Traité de quelques mal. pendant le premier âge*, 1859, p. 223.

(4) *Arch. génér. de méd.*, 1827, t. XIII, p. 335.

(5) *Loc. cit.*

(6) *Gaz. hebdom.*, 1858, p. 909.

chez les jeunes agneaux, a dû rendre ces derniers tout d'abord athrepsiques.

Le terrain propice au développement de la maladie doit être recherché, tantôt dans l'état général du sujet, tantôt dans un état local.

L'ÉTAT GÉNÉRAL PRÉDISPOSE. — Le développement du muguet semble être un signe d'une déchéance vitale considérable de l'organisme.

Les troubles digestifs agissent le plus puissamment pour l'affaiblissement de ce dernier, et, par conséquent, pour la production du muguet. Ces troubles peuvent être créés facilement chez les jeunes enfants, et cela par différentes manières. Ainsi, l'allaitement artificiel, l'alimentation intempestive, insuffisante ou de mauvaise qualité, le régime défectueux et le sevrage précoce sont les causes les plus habituelles desdits troubles, dont le muguet est le reflet.

Viennent ensuite l'insuffisance de la sécrétion lactée, l'enfant dépérit et devient athrepsique ; ou bien une abondante sécrétion lactée qui peut causer de la gastro-entérite et de l'athrepsie par un mécanisme tout différent du précédent (Baumel).

Parrot (1), en parlant du muguet, dit qu'il est « l'une des manifestations les plus précoces de l'athrepsie. »

La faiblesse congénitale est une cause habituelle de la maladie. Parmi nos malades, un assez grand nombre ont eu le muguet de très bonne heure, et cela, parce qu'ils étaient débiles depuis leur naissance.

La misère physiologique, les mauvaises conditions hygiéniques et les différentes maladies débilitantes, cachectisantes, aiguës ou chroniques prédisposent au muguet. En voici deux exemples :

_____

(1) L'*Athrepsie*, 1877.

OBSERVATION PREMIÈRE

Louise R..., 10 ans, entrée dans le service de M. le professeur Baumel, le 24 novembre 1897, pour une diarrhée abondante qui a fait supposer, dès le début, une fièvre typhoïde.

La température est 37°4 le matin et 40° le soir.

La malade est plongée dans un état somnolent et présente : une torpeur intellectuelle manifeste, de la surdité passagère, des cris hydrencéphaliques, une toux sèche et à l'auscultation du thorax, des râles sibilants disséminés. — La diarrhée est profuse. — A l'examen de la bouche, on voit les lèvres sèches, racornies, fendillées et saignantes dans quelques fissures. La bouche est brûlante et douloureuse. La muqueuse linguale est couverte de larges plaques de muguet ; partout ailleurs elle est rouge et vernissée. Une gêne très marquée pour la mastication et la déglutition des aliments. La malade prétend avoir de la poussière dans sa bouche.

A la visite du 24 novembre, M. Baumel, après examen de la malade, pensa à une méningite de nature syphilitique ou tuberculeuse (aucun renseignement sur les antécédents héréditaires) et lui ordonna : glace sur la tête et iodure de potassium, 1 gr. par jour. Contre la bronchite : une potion au benzoate de soude, sirop de polygala et teinture de digitale ; à la base droite en arrière, un vésicatoire. Contre le muguet, le collutoire et la potion.

Le 25. — Température 38°3 le matin, 38°9 le soir.

Amélioration notable.

Les oscillations de la température sont maintenues jusqu'au 30 novembre, jour où la température est tombée à la normale et même au-dessous

Les jours suivants, elle remonte de nouveau à 40 degrés, mais l'état général reste satisfaisant. Le muguet a disparu. La muqueuse buccale est encore rouge, vernissée et douloureuse.

Quelques jours plus tard, la malade est sortie du service complètement guérie.

Observation II

P. Rouch (Ventenac-Aude), âgé de 6 ans.

Le 23 septembre 1898. — L'enfant est dans une misère physiologique extrême et cela par suite d'une alimentation insuffisante et mauvaise. Il est atteint depuis quelque temps d'une dilatation gastrique considérable et d'une diarrhée profuse ; son ventre est ballonné.

Pas de vomissements. La bouche est enflammée ; la muqueuse linguale est couverte de muguet. La soif est vive. Anorexie assez marquée.

La température se maintenait, pendant les trois jours suivants, vers 38 degrés et même avait de la tendance à monter, ce qui nous faisait supposer le début d'une fièvre typhoïde.

A la visite du 29, nous lui avons prescrit un purgatif composé de :

Huile de ricin. . . . . ⎞ ââ 30 gr.
Sirop de gomme. . . . ⎠

A prendre une à deux cuillerées. Contre le muguet, le collutoire boraté et de l'eau de Vichy dans le lait. Le lendemain, la température est descendue à la normale,

Nous avons prescrit au malade 2 grammes de benzonaphtol par jour, en cachets.

Les coliques furent combattues par des fomentations à l'huile de camomille camphrée, cataplasmes chauds à la farine de lin et 3-4 gouttes de laudanum de Sydenham à l'intérieur.

Régime lacté absolu et régulier. Rhum, 15 grammes par jour.

Le 1er octobre. — Selles diarrhéiques de coloration jaune-ocre homogènes.

Le 2. — Encore du muguet dans la bouche. — Selles nombreuses. Décoction blanche de Sydenham.

Le 3. — Rien autre qu'une faiblesse considérable. Biphosphate de chaux et sirop de quinquina.

Dans le cas présent, le muguet persista, malgré un bon

traitement local et ne guérit que lorsque les troubles digestifs et l'état général furent améliorés.

Lesdites causes occasionnent le muguet aussi bien chez l'adulte que chez l'enfant.

Le mauvais état général, dû à une cause ou à une autre, prédispose à la maladie en ce sens qu'étant donné que la résistance vitale de l'organisme (et en particulier des tissus) est diminuée, ce dernier devient vulnérable aux moindres causes d'agression.

Brocq (1) dit avoir observé le muguet en dehors de toute influence cachectisante, et Remy (2) cite des cas de ce genre, pendant l'épidémie de muguet à la Maternité de Nancy.

Parrot n'admet point l'existence du muguet chez les enfants sains, et les expériences de Delafond sur les jeunes agneaux donnent raison à une pareille affirmation.

Notre Maître, M. le professeur Baumel, admet aussi la possibilité du muguet chez les enfants sains et vigoureux, mais habituellement chez ceux à troubles digestifs passagers. D'après Grôsz, ces derniers sont presque la règle chez les nouveau-nés.

Nous relatons une observation typique à ce point de vue.

OBSERVATION III
Ictère bronzé hémaphéique du nouveau-né.

(Communication faite au congrès de Pédiatrie de Bordeaux, le 10 août 1895, par le docteur L. Baumel et B. Boïadjieff. — Nouveau *Montpellier-Médical* 1895, t. IV, p. 735).

Jean B..., né le 17 novembre 1894.

Dès le troisième jour de sa naissance, il a eu un ictère bronzé .

(1) V. Bibliographie.
(2) *Loc. cit.*

hémaphéique très intense qui a duré jusqu'au 10 décembre 1894. Du 10 jusqu'au 14 décembre, il n'y avait rien à noter ; mais à partir de cette dernière date, l'enfant nous a présenté des troubles digestifs et du muguet.

Nous transcrivons ci-dessous l'observation :

14.— Urines normales, le petit malade tette bien, mais vomit trois - fois. Extrémités froides.

15. — Deuxième pesée : 2 kil. 920 (265 grammes d'augmentation en huit jours. Moyenne : 33 grammes par 24 heures).

16. — A partir de ce moment, se produisent des indigestions fréquentes, que j'attribue à l'excellence de la nourrice, mère pour la troisième fois, et dont la sécrétion lactée, très abondante, est en disproportion avec la quantité de lait que l'enfant, né en faiblesse congénitale et débilité par l'ictère, est capable de digérer.

Il se produit même plutôt des régurgitations que de véritables vomissements.

17. — Cependant B... vomit deux fois.

18. — 3 vomissements et 9 évacuations alvines. Fomentations à l'huile de camomille camphrée et cataplasmes chauds sur l'abdomen.

Le soir, l'enfant crie et se tord (coliques). Pas de fièvre.

19. — 8 selles vertes et diarrhéiques. 4 vomissements.

20. — Troisième pesée : 3 kil. 019 (99 grammes d'augmentation en 5 jours. Moyenne : 19 gr. 8 plus faible que la précédente, 33 gr.).

Il existe du muguet sur les gencives et le voile du palais. Je prescris un collutoire avec borate de soude et miel rosat ââ 10 grammes, pour badigeonner la bouche trois fois par jour avec un pinceau. 5 selles vertes et diarrhéiques.

21. — 7 évacuations alvines tout à fait jaunes.

22. — 3 selles. — 23. Il en a 5, diarrhéiques et vertes.

24. — Encore 5. — 25. Enfin, 4 évacuations alvines et 5 vomissements.

26. — B..., qui jusque-là ne tétait que toutes les trois heures et qui, affamé, se gorgeait littéralement, téta, sur mon conseil, chaque 2 heures.

Les renvois et la diarrhée diminuent, 2 selles seulement ce jour-là et jaunes. Pas de vomissements. Ventre souple.

27. — 2 vomissements. 2 selles jaunes. Quatrième pesée : 3 kil. 325 (augmentation 306 grammes en 7 jours. Moyenne : 43 gr. 7).

28. — 5 vomissements. 1 selle jaune. Tette chaque 3 heures.

29. — 2 vomissements. 3 évacuations alvines. — 30. Encore 3. — 31. Il en a 4.

1er janvier 1893. — 2 vomissements. 3 évacuations intestinales.

Du 2 au 8, tout va bien.

6. — Une cinquième pesée donne 3 kil. 665 (augmentation : 340 grammes en 10 jours. Moyenne : 34).

9, 10 et 11. — Surviennent encore quelques vomissements et de la diarrhée (7 évacuations le 11). Insomnie.

Du 12 au 19, l'enfant est plus gai. Les fèces sont moins nombreuses et jaunes. Parfois encore, quelques régurgitations ou vomituritions. Le sommeil est assez bon.

D'après M. le professeur Baumel, le muguet peut se montrer aussi chez les enfants sains, mais mal soignés (obs. XXVIII et XXXI) ou par cause purement locale, comme nous le verrons dans un instant.

L'ÉTAT LOCAL PRÉDISPOSE. — La bouche est ordinairement le premier point par où débute le muguet. Les différentes parties de la muqueuse buccale peuvent être attaquées, mais le plus souvent c'est au dos de la langue que le muguet se montre ; son apparition à la voûte palatine est plus rare. Ce sont les parties où le traumatisme et les violences extérieures se portent plus facilement, plus directement comme nous le verrons plus loin.

Si, chez les enfants, le muguet est presque toujours buccal à cause des stomatites plus fréquentes à cet âge, chez l'adulte, le muguet est plutôt guttural à cause de sa prédisposition aux angines (Brocq, Lebrun).

La théorie de l'acidité buccale de Gubler a joué un très grand rôle dans l'étiologie de la maladie. Les auteurs, après Gubler, comme aussi un grand nombre de ceux d'aujourd'hui, considèrent encore l'acidité des liquides buccaux comme indispensable au développement du muguet.

Pour expliquer sa formation, Gubler et Vogel la faisaient provenir de la fermentation des liquides sucrés ou amylacés sous l'influence du parasite considéré comme un ferment. Quinquaud attribue la fermentation et l'acidité buccale consécutive à l'altération des principes azotés salivaires sous l'influence de l'état morbide qui précède la maladie. Parrot, sans attacher une grande valeur à l'acidité des liquides buccaux comme élément nécessaire pour le développement de la maladie, l'explique par la fermentation plus rapide que d'ordinaire de la salive qui se trouve altérée dans le cas de muguet.

Aujourd'hui, la théorie de Gubler perd de sa valeur et le rôle étiologique de l'acidité devient tout à fait secondaire.

N'a-t-on pas rencontré de nombreux cas où l'existence comme l'absence du muguet n'a pas pu s'expliquer par l'acidité de la salive ? Grancher (1) nous donne un exemple frappant : fillette de 15 mois, avec du muguet et de la diarrhée, a eu la salive neutre.

Vogel n'a-t-il pas vu plusieurs fois la salive acide et même la muqueuse rouge, sans que le muguet éclose ?

Aussi, on rencontrera très souvent l'acidité dans le cas des stomatites et des fièvres, sans que le muguet la suive nécessairement.

Quinquaud (2) s'exprime ainsi sur ce sujet : « L'acidité ne » suffit pas à son développement ; ne voit-on pas, en effet, » chez les jeunes enfants, les liquides de la cavité buccale » offrir une réaction acide et, cependant, le syringospora ne » pas se montrer ? Il faut, de plus, pour la végétation de » ce champignon, un concours d'autres circonstances : c'est, » en première ligne, une véritable fermentation acide avec » ses produits divers : acide, vibrions, etc. ; ce sont des

---

(1) V. Bibliographie.
(2) *Arch. de physiol. norm. et path.*, 1868, t. I, p. 302.

» mouvements de déglutition moins fréquents, une séche-
» resse de la cavité buccale, une diminution de la sécrétion
» salivaire. »

Seux, Grancher (1), etc., considèrent l'acidité des liquides
buccaux comme presque commune chez les nouveau-nés.

Pareille affirmation est très absolue et inacceptable.

M. le professeur Baumel, n'attachant à l'acidité qu'une importance secondaire, la considère comme conséquence de
l'inflammation buccale (dentition) ou de l'état général (fièvre,
etc.), et ne l'admet pas comme cause primordiale et indispensable chez les enfants. Il fait jouer le plus grand rôle à la stomatite, quelle qu'en soit la cause (traumatisme, dentition, etc.)

Depuis les recherches bactériologiques de MM. Linossier et
Roux, qui démontrent évidemment que le muguet se développe mieux dans le milieu alcalin qu'acide, la théorie de
Gubler paraît tout à fait écroulée ; l'acidité cède sa place à
d'autres causes bien plus efficaces dans la préparation du
terrain favorable au développement du champignon-para-
site, causes qui étaient resté inconnues et que nous allons
examiner.

Selon Damaschino, Linossier et Roux, la sécheresse buccale et le défaut de la déglutition consécutif constituent deux
éléments favorables au développement de la maladie. A ce
sujet, aussi, Bouchard (2) s'exprime ainsi :

« Non moins grave est la suppression du balayage incessant
» que le flux salivaire exerce sur tous les points de la mu-
» queuse buccale. Il en résulte que les microbes qui vivent
» normalement dans la bouche et ceux qui y sont accidentelle-
» ment introduits par l'air atmosphérique (spores du muguet)
» pullulent plus aisément et que les substances chimiques qu'ils

---

(1) *Loc. cit.*
(2) *Path. générale, t. IV*, 1897, p. 581.

» sécrétent stagnent à la surface de la muqueuse, exerçant
» sur elle diverses actions irritantes. »

Selon Damaschino et d'autres auteurs, la rareté des mouvements de déglutition chez les jeunes enfants favorise la
fermentation dans les anfractuosités buccales et la fixation du
parasite qui pourrait se développer en trouvant son aliment
dans les parcelles alimentaires séjournant dans la bouche.

Sans nier la valeur de ces deux causes, nous dirons qu'elles
ne nous paraissent pas suffisantes pour la production du
muguet.

La sécheresse de la bouche, l'hyposécrétion salivaire se
rencontrent le plus souvent chez les malades atteints de fièvres
infectieuses ou hectiques, de cachexies, etc., car la résorption
des différentes sécrétions est la règle ; par conséquent, le
muguet produit dans ces cas-là est plutôt l'expression du
mauvais état général, comme nous l'avons vu plus haut.

C'est ailleurs qu'on doit rechercher les vraies causes étiologiques.

Bien que la bouche constitue un milieu, chaud et humide,
favorable au parasite du muguet, ce dernier ne pourrait pas
se développer si la condition la plus indispensable n'est pas
réalisée. Il est de toute nécessité que la muqueuse buccale soit
préalablement modifiée, préparée pour la végétation du champignon.

Cette modification de la muqueuse buccale qui précède
l'apparition du muguet est, selon Bouchut (1), un état de ramol-
lissement de l'épithélium, de la sécheresse, de l'acidité de la
muqueuse. L'auteur remarque aussi qu'en ce moment la
muqueuse « semble être dépouillée de son enveloppement
ordinaire. »

---

(1) *Traité des maladies de l'enfance*, 1867, p. 512.

Robin (1) dit qu' « il faut tenir compte de l'altération préalable de l'épithélium dans le muguet. »

Pour Wagner (2), une desquamation de l'épithélium précède toujours l'implantation des spores parasitaires.

Damaschino explique cet état spécial vernissé de la muqueuse buccale par la desquamation partielle de l'épithélium, dont les couches superficielles se détachent. Cette exfoliation a été observée aussi par S. Rémy et Grōsz (3). Ce dernier attribue la prédisposition très marquée des nouveau-nés à la maladie, au processus desquamatif de l'épithélium buccal pendant les premiers jours de la naissance.

Aussi, d'après Soltmann (4), comme pour M. Baumel, le muguet est constamment précédé d'une stomatite érythémateuse qui prépare pour ainsi dire le terrain.

Pour qu'une pareille modification puisse survenir dans l'état de la muqueuse ou, en d'autres termes, pour que le terrain soit constitué, plusieurs causes concourent à sa formation ; ainsi, *l'irritation locale* tient la première place comme une des causes les plus efficaces (c'est le premier genre de muguet par Trousseau).

Divers agents peuvent produire cette irritation, ce catarrhe de la muqueuse buccale. Ainsi, *les liquides alimentaires donnés à différentes températures*. Les autres affections buccales : angines, aphtes, etc., en entretenant une irritation plus ou moins prolongée dans leur voisinage, favorisent l'éclosion du muguet. Ce dernier se développe tout autour et rarement (Ch. Robin) sur leurs surfaces ulcérées, dénudées, vu la détersion continuelle de ces dernières et l'élimination consécutive du parasite.

---

(1) *Gaz. hebdom.*, 1858, p. 909.
(2) *Jahrb. d. Kinderheilk,* 1874, t. I, p. 58.
(3) *Rev. mens. des mal. de l'enf.,* t. XIV, 1896.
(4) *Idem.,* p. 398.

3

Max Stooss (1), ayant observé presque toujours sous le microscope des colonies microbiennes (staphylocoques, streptocoques, etc.), mêlées aux éléments du muguet, se demande si ces microbes ne sont pas les véritables agents qui préparent d'avance le terrain pour la végétation du parasite, soit en irritant la muqueuse, soit en faisant fermenter les liquides buccaux.

La grande fréquence de la maladie, pendant la première enfance, ne pourrait toujours être attribuée aux dites causes, et l'origine du catarrhe buccal, du terrain favorable, doit être recherchée dans les différents phénomènes locaux qui se passent pendant cet âge-là.

Nous avons à parler de deux grandes causes, les plus fréquentes chez l'enfant, qui contribuent le plus à l'apparition de la maladie (sous sa forme idiopathique) et qui, ou n'ont pas été mentionnées par les auteurs, ou n'ont pas reçu d'eux toute l'importance qu'elles méritent.

Ce sont : l'*évolution dentaire et le traumatisme de la muqueuse buccale*, causes puissantes pour la constitution du terrain et, par conséquent, prédisposantes à l'éclosion du muguet.

M. le professeur Baumel a souvent attiré sur elles notre attention.

A côté des autres accidents qui surviennent à l'époque de la dentition (troubles digestifs, bronchites, bronchopneumonie, etc.), nous rencontrons, même chez les enfants beaux et sains, le muguet comme accident local.

Les cas sont extrêmement fréquents, et nous avons pu en observer quelques-uns, soit à la clinique de M. le professeur Baumel, soit au dehors. En voici les observations :

---

(1) *Ann. suisses des sciences méd.*, 1893.

OBSERVATION IV

Henri B....., âgé de 17 mois, entré dans le service de M. le professeur Baumel, le 30 juillet 1897, à l'âge de 13 mois.

Avant son entrée à la clinique, l'enfant a été nourri au sein par une nourrice et, en même temps, avec d'autres aliments.

Actuellement (22 octobre), B... est très faible ; son bregma n'est pas ossifié ; sa dentition aussi est retardée. Il a en tout six dents : les deux incisives médianes inférieures et les quatre incisives supérieures.

A ce moment, l'enfant est en pleine évolution dentaire des deux petites molaires supérieurs. A leur niveau, les gencives sont très rouges et ont considérablement augmenté de volume.

Les muqueuses linguale, gingivale et de la voûte palatine sont injectées.

Sur cette dernière, on aperçoit quelques grains blanchâtres, d'aspect vésiculeux, entourés d'auréoles rouges. La bouche est sèche, les lèvres sont fendillées.

L'enfant demande à boire à tout instant et crie toutes les fois qu'il prend le sein. Pas de diarrhée ni de vomissements.

Sous la recommandation de M. Baumel, la nourrice lui donne à téter toutes les trois heures. En outre, on lui badigeonne la bouche, trois fois par jour, avec le collutoire boraté.

Les jours suivants, l'enfant n'avait plus de muguet et la rougeur de la muqueuse buccale avait disparu.

Le 29.— L'enfant bave abondamment et son état général nous paraît meilleur.

Le 2 novembre.— L'enfant est sorti du service.

Le 30 novembre.— Le petit B... revient pour une diarrhée abondante et verte. — Nous avons pensé au muguet et, à l'examen de la bouche, nous avons trouvé que ce dernier recouvrait toute la langue. Les autres parties de la muqueuse buccale étaient d'un rouge vif, sans avoir de points blancs.

L'enfant est en pleine évolution dentaire des deux petites molaires

comme nous l'avons dit plus haut. La potion du muguet et le collutoire furent prescrits par M. Baumel.

Quelques jours plus tard, B... est reparti guéri.

OBSERVATION V

Yvonne H..., âgée de 17 mois, demeurant rue du B... à Montpellier.

Sevrée vers la fin d'octobre (1897) et nourrie, depuis cette époque,
avec du lait de vache et d'autres aliments.

Le 2 novembre 1897. — Très bien portante jusque-là, l'enfant est
devenue tout à coup fatiguée (fièvre multiquotidienne, mâchonnements, assoupissement et quelques nausées.)

Le 3. — Le matin, H... a eu une convulsion qui a duré vingt minu-
tes. Le soir, une autre convulsion s'est déclarée, d'une durée de trois
quarts d'heure. Le médecin de la famille a ordonné à la malade une
potion au bromure, un collutoire pour la bouche et de l'éther à l'intérieur. Comme l'état de l'enfant est devenu plus grave, les parents
ont appelé M. le professeur Baumel, le 4 novembre.

L'enfant se trouvait dans un état comateux. M. Baumel lui a prescrit
la potion et le collutoire contre le muguet et a ordonnné le régime
lacté à prises régulières toutes les 3 heures. Le diagnostic posé par
M. Baumel a été : évolution dentaire (des deux canines supérieures)
avec convulsion et muguet. Pas de diarrhée. Toux réflexe.

Le 5. — M. Baumel a trouvé l'enfant un peu mieux.

Le 6. — Invité par M. Baumel, nous sommes allé voir la malade.
Cette dernière était assez gaie et ne se plaignait que d'une soif
continuelle. A l'examen de la bouche de l'enfant nous avons trouvé :
les lèvres sèches, noirâtres et fendillées ; une bonne partie de la langue et du voile du palais recouvert par une couche épaisse de
muguet. Le reste de la muqueuse buccale est d'un rouge vif.

L'enfant grimaçait et portait constamment ses doigts dans la bouche en gémissant. De temps à autre, l'enfant projetait sa langue hors
de la bouche ; on aurait dit qu'elle se léchait les lèvres. Quelques
nausées. Toux.

Le 6. — Soir, La température rectale était 40° 1. La malade paraît plus fatiguée, plus agitée que dans la journée. Ventre ballonné. Constipation.

Le 7. — Matin, T. r. 40°3. H... a été agitée pendant la nuit précédente. Une évacuation alvine normale. Toux rare. Fièvre multiquotidienne (la mère nous a raconté que la malade est tantôt brûlante tantôt glacée), caractère indiqué par M. Baumel comme fréquent dans la fièvre de dentition.

Le muguet est en moins grande quantité. L'enfant est assoupie et se réveille seulement pour pousser quelques cris. Dans la journée 2 selles normales. Rien à l'auscultation du thorax. Soir, T. r. 40° 6. Assoupissement notable.

Le 8. — La malade est toujours plongée dans son état somnolent. Trois selles verdâtres homogènes. Toux. A notre arrivée, l'enfant était brûlante, mais un quart d'heure après, elle est devenue fraîche et moins abattue. Nausées. La température axillaire prise à midi était 39° 8.

Le soir, T. axillaire 40° 3. 2 selles normales. Pas trace de muguet. La muqueuse buccale est encore fortement injectée et sèche. Soif intense.

Le 9. — M. Baumel a trouvé l'enfant plus fatiguée, plus agitée et lui a prescrit du sirop de chloral, à prendre une cuillerée à café toutes les trois heures jusqu'à l'effet. Fièvre multiquotidienne. 6 selles verdâtres.

Le 10. — L'état est le même que le jour précédent. T. 40°2 le matin. Agitation continuelle. Insomnie. Ventre ballonné. Cinq selles vertes.

La muqueuse buccale est d'un rouge intense ; les amygdales rouges et augmentées de volume. L'enfant semble éprouver une grande gêne à respirer et « s'arrête de respirer des fois » selon les dires de la mère.

Le régime lacté, la tisane de riz et le collutoire sont les remèdes prescrits.

Les 11 et 12. — L'état de la malade ne change pas.

Le 13. — Dans la journée, l'enfant est plus fatiguée. La nuit, la malade est trouvée par sa mère dans un état tout à fait normal, sans fièvre, sans assoupissement. L'enfant a été même très gaie. La mère se demande comment s'est manifesté ce bien-être, si inattendu.

Les 14 et 15.— La malade n'a plus rien, mais la bouche est encore un peu rouge, la toux persiste aussi et les selles sont à peine verdâtres.

Nous avons vu l'enfant le 20 novembre, mais elle était tout à fait guérie.

OBSERVATION VI

Marie S..., âgée de huit mois, entrée dans le service de M. le professeur Baumel, le 27 mai 1898.

La mère de l'enfant a eu quatre autres enfants morts de convulsions.

Notre malade a été nourrie au sein régulièrement.

Le 28. — La malade est très abattue, le visage maigre et pâle ; les globes oculaires fortement convulsés sous les paupières supérieures. Température du 27, le soir, est 39°5 ; celle du 28, matin, est 38°5. Toux grasse et fréquente. A l'auscultation, nous avons trouvé de nombreux râles sous-crépitants, prédominant au poumon gauche. Les jours précédents, l'enfant a eu une diarrhée verte abondante. Les incisives médianes inférieures sont prêtes à percer la gencive. La bouche est sèche et très enflammée ; la langue est couverte d'un épais enduit de muguet, mais les autres parties de la muqueuse buccale, quoique très injectées, n'ont point de dépôts parasitaires. L'enfant pousse des cris et porte constamment les doigts dans la bouche, mâchonne, grimace et a des nausées. L'appétit est diminué. Diarrhée verdâtre. Pas de vomissements.

A la visite, M. Baumel lui a prescrit la potion et le collutoire contre le muguet et une potion au chloral contre la convulsion.

Il a ordonné à la mère de donner le sein à la malade toutes les trois heures régulièrement.

Le 29. — S... n'a plus de convulsions, mais sa bouche est couverte de plaques de muguet.

Le ventre est ballonné. Diarrhée jaune et abondante. T. 37°8 le matin ; 39° le soir.

Le 30. — L'état de la malade est le même.

Le 2 juin. — Le muguet est diminué. La diarrhée, toujours jaune, est moins abondante et le ventre est souple. L'enfant est très abattue.

Le 3. — Amélioration notable.

Le 4. — Idem.

Les jours suivants, l'enfant sort du service avant guérison complète.

Observation VII

Albert B..., âgé de 21 mois, entré à la clinique des maladies des enfants, le 6 juillet 1898.

L'enfant est nourri au sein jusqu'à l'âge de 14 mois, et à partir de cette époque on lui donne divers aliments. A dix-neuf mois, B... a eu une broncho-pneumonie qui a duré deux mois.

L'enfant a 16 dents et se trouve en pleine évolution dentaire de ses deux canines inférieures ; la canine droite a déjà percé.

Depuis déjà 6 jours, B... est pris d'une diarrhée verte et abondante. Soif intense. Il tousse. Pas de fièvre. Amaigrissement considérable.

Le 7. — Diarrhée verte. Vomissements après les repas. Erythème sur les fesses. Toux. A l'auscultation, on trouve de gros râles souscrépitants dans le poumon gauche. Pas de fièvre. L'enfant demande à boire, sa bouche rouge et sèche est couverte de muguet qui, selon les renseignements donnés par la mère, remonte déjà à un mois.

L'enfant tient sa bouche constamment entr'ouverte et mâchonne de temps à autre. La propulsion de la langue est très marquée.

Le 8. — B... est plus fatigué ; il maigrit à vue d'œil ; sa peau est plissée et sèche ; la soif est vive ; les vomissements et la diarrhée sont intenses.

M. Baumel lui a prescrit un looch au benzoate de soude, contre la bronchite ; la potion et le collutoire, contre le muguet.

Le 9. — L'état de l'enfant s'est plus aggravé. C'est le jour de sa sortie du service.

Observation VIII

M. D... (Ginestas, Aude), âgée de 15 mois.

Le 28 septembre 1898. — Nous étions appelé auprès de l'enfant, qui avait des vomissements depuis trois jours.

A l'examen de la malade nous avons trouvé une gingivite très intense, une diarrhée verdâtre, du muguet sur la langue. Aucune dent. Pas de fièvre. Vomissements fréquents.

La malade est très agitée. Notre diagnostic est : accidents de la dentition (vomissements réflexes et muguet) et nous ordonnons à la malade un régime lacté absolu et régulier, deux bains tièdes par jour et un collutoire boraté.

Le 29. — Les vomissements persistaient encore et nous avons prescrit la potion de Rivière.

Le 30. — L'enfant est plus calme ; les vomissements se sont arrêtés. La diarrhée est moins abondante et jaune.

Le 1er novembre. — Amélioration marquée.

Le 4. — La guérison nous a paru complète.

OBSERVATION IX

Henri P..., âgé de 2 ans, entré dans le service de M. le professeur Baumel, le 3 décembre 1898.

L'enfant est maigre ; il tousse par quintes.

A l'auscultation, nous avons trouvé de gros râles humides prédominant aux deux tiers supérieurs des poumons. Submatité interscapulaire. Respiration rude, soufflante et retentissement vocal. T. du soir, 37°1.

L'enfant se trouve en pleine évolution dentaire de ses canines supérieures. La bouche est enflammée et sèche ; les lèvres fendillées, saignent par places. La langue est couverte de plaques de muguet, de faible épaisseur. On voit une ulcération blanchâtre et ovalaire au frein de la langue. Les mâchonnements et la propulsion de la langue sont peu marqués. La soif est intense. Pas de troubles digestifs.

Le 4. — T. 37° le matin. M. Baumel a examiné le malade et lui a trouvé une adénopathie bronchique consécutive à une coqueluche. En outre, il constate que l'enfant se trouve en évolution dentaire et qu'il a du muguet. Le professeur prescrit un looch au benzoate de soude, un collutoire et la potion du muguet. T. 39°3 le soir.

Le 5. — T. 37° le matin. L'état est le même. T. 37°4 le soir.

Le 6. — T. matin 37°. Diarrhée verdâtre. Muguet en petite quantité, T. soir, 38°.

Le 7. — T. matin, 36°7. La canine supérieure gauche a percé la gencive. Pas de concrétions de muguet dans la bouche. La muqueuse est sèche et rouge. T. soir, 37°3.

Le 8. — T. matin, 36°8. T. soir, 37°.

Le 9.— La température est normale. La bouche est presque guérie, Diarrhée jaune-verdâtre. Toux coqueluchoïde.

Le 10. — Rien dans la bouche. Diarrhée jaune. La toux persiste encore. L'état général est un peu meilleur. L'enfant est plus gai.

OBSERVATION X

Zdravko B. (Montpellier) a eu, à l'âge de trois mois, le 10 août 1893, une atteinte de fièvre intermittente, forme tierce, qu'il a contractée dans un pays marécageux.

Les accès de fièvre reviennent au commencement de chaque mois et durent de 5 à 6 jours.

Jusqu'à l'âge de 10 mois, l'enfant était nourri par sa mère au sein, mais à partir de ce moment, une nourrice mercenaire fut chargée de lui donner quatre tétées par jour et son allaitement se complétait avec du lait de vache.

Les accès intermittents mensuels coïncidaient très souvent avec l'époque de l'évolution dentaire et nous avons remarqué que cette dernière les réveillait en quelque sorte.

Le traitement par la quinine ne donnait pas le résultat voulu ; la fièvre était très rebelle.

Au commencement du mois de mai 1894, l'enfant, jusque-là à fonctions digestives régulières, commence à avoir de la diarrhée jaune. Il se dégoûte du lait qu'on lui donne, mais cependant prend assez bien le sein de la nourrice. Nous avons examiné la bouche de l'enfant et nous avons constaté du muguet. Le traitement (collutoire) fut institué. L'enfant avait 13 mois, et était en évolution dentaire de ses petites molaires inférieures. Pas d'accès intermittents pendant le mois de mai.

Quelques jours après, le muguet a passé. Le petit B... prenait très bien le sein et refusait le lait de vache. La diarrhée jaune-verdâtre persistait.

Pour cette dernière, les parents ont consulté M. le professeur Carrieu, qui a ordonné au malade une potion à l'acide lactique.

Le 8 juin. — La fièvre intermittente reparaît avec une très grande intensité. Une diarrhée franchement verte se montre ; le muguet apparaît à la langue. Le traitement par la quinine contre la fièvre ; le collutoire et la potion à l'acide lactique contre le muguet, fut institué et tout est passé dans quelques jours, sauf la diarrhée qui est devenue jaune et persistante.

Le 2 juillet. — Une nouvelle atteinte de fièvre et du muguet survient. Le même traitement et guérison dans 7 à 8 jours.

Le 28. — L'enfant est un peu amaigri.

Le mois d'août, pas d'accès de fièvre. Muguet. L'amaigrissement fait des progrès.

Pendant le mois de septembre, le muguet se montra plusieurs fois et fut efficacement combattu.

L'enfant était en pleine évolution dentaire des dents canines. Pas d'accès intermittents.

Le 29. — B.. tousse ; son sommeil est agité. Fièvre multiquotidienne.

Le 30. — La toux est très fréquente. A la base du poumon gauche on entend de nombreux râles sous-crépitants et on y a appliqué un vésicatoire. Intérieurement on donne au malade une potion à l'ipéca pour expectorer.

Le 1er octobre. — La température du matin est 40°, le soir 40°5. Vomissements nombreux. Polyurie. Amélioration du côté du poumon gauche. Friction à la pommade de quinine dans les aisselles et les plis des coudes.

On appelle M. le professeur Baumel, qui, après avoir examiné le malade, lui prescrit un régime lacté régulier, le collutoire et la potion du muguet. Son diagnostic était: accidents de dentition : gastro-entérite, convulsions et muguet.

Le 2. — Température : le matin 40°5 ; le soir, 40°7. Vingt-deux vomissements et onze selles vertes dans la journée.

Après une convulsion de longue durée, l'enfant succomba, le 3 octobre 1894.

Par l'évolution dentaire nous expliquons aussi les cas de muguet, soi-disant idiopathique, observés par Bouchut (1) à la suite des accès de fièvre éphémère. Cette dernière, que nous avons nommée encore *multiquotidienne* (recoupements, disent les mères) n'est-elle pas très fréquente pendant l'époque de la dentition?

Nous en avons quelques exemples dans les observations précédentes.

Par suite du travail dentaire, l'inflammation gingivale et buccale, circonscrite ou généralisée, est très fréquente. Notre maître, M. le professeur Baumel s'exprime ainsi sur ce point :

« Pendant l'époque de la dentition, les gencives sont gon-
» flées, rouges, tuméfiées, enflammées en un mot (2) ».

Dans les observations précédentes nous avons vu que toute la muqueuse buccale peut être congestionnée, enflam-mée.

Quant à la production du muguet pendant l'époque de la dentition, le savant professeur l'explique de la manière sui-vante :

« Cet état de congestion et d'inflammation buccales, la
» desquamation épithéliale qui se fait mal à ce niveau, l'aci-
» dité du milieu enfin, sont autant de facteurs dont la réunion
» contribue à favoriser le développement de l'oïdium albi-
» cans ou parasite du muguet (3) ».

L'état catarrhal de la muqueuse peut être créé aussi par le réflexe dentaire ; ce dernier produit une congestion cépha-lique et plus particulièrement buccale.

---

(1) *Traité des maladies de l'enfance*, 1867, p. 514.
(2) *Maladies des enfants*, 1893, p. 29.
(3) Ibidem.

Tout comme la dentition, le *traumatisme* de la muqueuse buccale est une cause très efficace du muguet.

Pendant l'époque de l'évolution dentaire, l'enfant est constamment agacé du côté de la bouche ; il porte instinctivement vers cette dernière, tantôt ses doigts, tantôt d'autres objets et les serre vigoureusement entre ses dents ou ses gencives. Ce fait est connu de tout le monde. De cette manière l'enfant tend à irriter encore plus la muqueuse buccale, à la traumatiser.

Les enfants nourris au biberon sont sujets à la maladie, et cela tient, non seulement à l'alimentation, qui se fait en général mal, mais encore à ce que le biberon, par sa dureté, par ses dimensions, par la difficulté qu'il oppose au libre écoulement du lait, irrite continuellement la muqueuse et, par l'impossibilité où il est d'être tenu toujours propre, par l'acidité qu'il maintient dans la bouche, le biberon, disons-nous, favorise la végétation du parasite

Après avoir constaté ce fait presque toujours, nous osons même dire que, dans ce cas, le muguet est la règle. Nous avons recueilli plusieurs observations sur ce sujet, dans le service de M. le professeur Baumel. En voici quelques-unes :

Observation XI

Marguerite P..., âgée d'un mois, entrée à la Clinique des maladies des enfants, le 20 octobre 1897.

L'enfant est née à terme, mais elle est dans un état de faiblesse congénitale très marquée. Nourrie au sein pendant vingt jours seulement ; mais, après, comme la mère n'a pas eu suffisamment de lait, le sein a été remplacé par le biberon jusqu'au jour de l'entrée de la malade dans le service.

A l'examen, l'enfant est extrêmement maigre et petite. On voit un érythème intense de la peau des parties génitales et des membres inférieurs (faces internes) jusqu'aux malléoles, avec quelques petites excoriations.

Selles vertes, nombreuses. Coliques très fréquentes. Insomnie.

La bouche nous offre de petits semis blanchâtres disséminés sur la face dorsale de la langue et le voile du palais. Le muguet, selon les dires de la mère, date de 7 jours. La muqueuse est sèche et d'un rouge vif. L'enfant tette assez bien.

Le collutoire et la potion du muguet ont été ordonnés par M. Baumel, à la visite du 20.

Le biberon a été supprimé et on a donné à l'enfant une bonne nourrice du service.

Contre l'érythème, de l'eau boriquée (3 p. 100) pour lui laver les parties irritées et saupoudrer avec de la poudre d'amidon.

Le 24. — Le muguet n'existe presque plus dans la bouche ; l'enfant prend le sein assez bien. Diarrhée jaune-verdâtre et moins fréquente.

Le 28. — La muqueuse buccale est presque normale. Six selles jaunes par jour.

Les jours suivants l'enfant allait de mieux en mieux et, vers le 30, elle était non seulement complètement guérie du muguet, mais encore son état général était considérablement amélioré.

OBSERVATION XII

Georges M..., âgé de 12 jours, entre dans le service de M. le professeur Baumel, le 16 janvier 1898, pour une broncho-pneumonie.

Nourri depuis sa naissance au biberon et sans être nullement réglé. L'enfant est dans un état d'amaigrissement extrême.

A l'examen de la bouche, nous apercevons du muguet en abondance sous forme de grandes plaques couvrant la langue. La muqueuse buccale est uniformément rouge.

Selles verdâtres sans être, toutefois, diarrhéiques. Les parties génitales, les faces internes et postérieures des membres inférieurs, sont d'un rouge vif avec quelques excoriations au niveau des genoux et des malléoles internes.

Le malade prend difficilement le sein et paraît n'avoir pas faim.

A la visite du 17, M. Baumel lui a prescrit le collutoire et la potion du muguet et l'a confié à une nourrice.

Quelques jours plus tard, l'enfant n'avait pas de muguet, mais son état général restait le même.

Le 1er février. — L'enfant a succombé à la broncho-pneumonie.

OBSERVATION XIII

Henri Bre..., enfant assisté, âgé de 20 jours, entré à la Clinique des maladies des enfants, le 28 février 1898.

Nourri au sein et au biberon, alternativement. Le malade a eu des vomissements abondants avant son entrée à la clinique.

Le 28. — Bre... très faible, athrepsié, présente des boutons disséminés sur tout le corps, ressemblant à ceux de l'acné. Les parties génitales et les membres inférieurs sont rouges et écorchés.

La bouche est sèche et enflammée ; le dos de la langue et ses bords, le voile du palais, l'angle intermaxillaire et les rebords alvéolaires supérieurs, sont couverts de larges plaques de muguet. Les selles, au nombre de cinq par jour, sont diarrhéiques et vertes. Coliques.

M. Baumel lui a ordonné le traitement du muguet (collutoire et potion) et une pommade boriquée pour l'érythème et les excoriations des parties inférieures du corps.

Le 2 mars. — Le muguet reste encore en petite quantité dans la bouche. La nourrice qui était chargée d'allaiter le malade n'a pas assez de lait et est remplacée par une autre.

L'enfant est plus calme que les jours précédents et prend bien le sein. La diarrhée est moins verte.

Les 4 et 5. — L'érythème et les écorchures sont presque guéris. Amélioration notable.

Le 7. — Presque pas de muguet. Les selles sont normales. L'état général de l'enfant est bien meilleur.

OBSERVATION XIV

Léontine N..., âgée de 12 jours, venant de la clinique d'accouchements, entrée dans le service de M. le professeur Baumel, le 17 juin 1898.

L'enfant est nourrie au biberon depuis le jour de sa naissance. Bien que née à terme, N... est d'une maigreur typique et d'une petitesse extrême. La peau est plissée et donne à l'enfant l'aspect d'un petit vieillard ; en d'autres termes, l'athrepsie est très prononcée. Quelques jours après la naissance, N... a eu de la diarrhée verte et des vomissements abondants.

Le 18. — Nous avons examiné la malade et nous avons trouvé la bouche sèche, mais la muqueuse n'est rouge qu'autour des plaques du muguet. Ces dernières couvrent le dos et les bords de la langue, les faces externes des gencives et les parties intermaxillaires. Les rebords gingivaux sont parsemés de petits points blancs, de la grandeur d'un grain de sable et en très grande quantité. Les faces internes des joues, de la lèvre inférieure et la voûte palatine, au niveau du raphé médian, ne contiennent qu'une très petite quantité de concrétions parasitaires, de la grandeur d'un grain de semoule. La muqueuse palatine est d'une pâleur caractéristique.

Le ventre est dur et ballonné. Les évacuations alvines sont diarrhéiques, mais jaunes. La région anale est très rouge. Pas d'érythème des fesses et des parties génitales. Vomissements fréquents. L'enfant ne prend plus le biberon ; son nez est effilé, ses extrémités sont froides.

A la visite du 18, M. Baumel prescrit à la malade le traitement du muguet et ordonne de la mettre dans la couveuse.

Le 19. — N... a eu de nombreux vomissements; ses extrémités sont froides et violacées.

Le 20. — L'enfant succombe à l'athrepsie.

L'observation que nous venons de citer nous est un très bel exemple de muguet avec troubles digestifs et une athrepsie causés par le biberon.

OBSERVATION XV

Roger M..., âgé de 2 mois, entré dans le service de M. le professeur Baumel, le 6 juillet 1898, pour une broncho-pneumonie.

Le 8. — L'enfant est pâle, maigre, à peau sèche et ridée. Il est nourri, pendant 40 jours, à la bouteille.

La température prise le matin est de 39°.

R... est pris de convulsions, s'assoupit, ne crie plus et ne prend pas le sein. On le nourrit à la cuiller, mais il vomit le lait tout de suite après le repas. Diarrhée verte et abondante. Membres inférieurs cyanosés et contracturés. La muqueuse buccale n'est injectée qu'autour des concrétions du muguet.

Ces dernières sont en très grande quantité sur la langue, la voûte palatine et les faces internes des joues. En outre, sur la voûte palatine, on voit une ulcération ovalaire de 4 mm. de diamètre, entourée par des semis blanchâtres de muguet qui lui forment une véritable couronne.

Sur le reste de la muqueuse, la coloration est plus pâle qu'à l'état normal. Les lèvres sont sèches et fendillées.

A la visite du 8, M. le professeur Baumel examine l'enfant et lui prescrit : contre la convulsion, une potion de chloral ; contre le muguet, il ordonne le collutoire boraté et la potion d'eau de chaux. La nourrice chargée d'allaiter le malade lui donne le sein toutes les heures.

Le 9. — L'état général de M... est bien plus grave. Le petit malade a les yeux ternes, la bouche entr'ouverte, le nez effilé, une diarrhée verte et des vomissements abondants.

Le 10. — L'enfant succombe.

OBSERVATION XVI

Yvonne P..., âgée de 20 mois, entrée dans le service de M. le professeur Baumel, le 26 juillet 1898, pour une bronchopneumonie et athrepsie.

Nourrie à la bouteille depuis sa naissance, P... a eu plusieurs fois du muguet et des troubles digestifs. Elle est maigre, athrepsiée.

La malade possède trois dents : les deux incisives médianes inférieures et l'incisive médiane supérieure droite. Donc, l'évolution dentaire est retardée.

La bouche est sèche et entr'ouverte.

La muqueuse buccale, au niveau des prémolaires supérieures, est rouge et couverte de plaques de muguet. Ces dernières n'existent pas ailleurs.

La malade, très abattue, se plaint continuellement ; porte les doigts dans sa bouche, tousse et demande souvent à boire. Les mâchonnements sont très marqués. Son ventre est ballonné et dur. Diarrhée verte. M. Baumel a examiné la malade et lui a trouvé une broncho-pneumonie.

Contre cette dernière, il prescrit un looch au benzoate de soude ; tandis que , contre le muguet , le traitement correspondant fut institué.

Le 27. — T. du matin, 39°3 ; le soir, 38°9. L'état est le même.

Le 28. — T. du matin, 39°7 ; soir, 39°3. Le muguet est en moins grande quantité. L'enfant est plus abattue.

Le 29. — T. du matin, 39°5 ; soir, 39°7.

Le 30. — La muqueuse buccale est complètement détergée des concrétions qui la couvraient, mais la rougeur existe encore.

Les jours suivants, l'état de l'enfant s'est aggravé ; la diarrhée verte qui, les jours précédents, avait disparu, réapparaît ; les vomissements réapparaissent aussi ; la température monta à 40° et le petit malade succomba.

Ici, aussi, nous avons un cas où le biberon a provoqué du muguet, des troubles digestifs et de l'athrepsie. Cette dernière, à son tour, a favorisé l'apparition de la broncho-pneumonie.

OBSERVATION XVII

Frédérique C..., âgée de 2 mois et demi, entrée à la clinique des maladies des enfants, le 26 juillet 1898.

Nourrie à la bouteille depuis sa naissance. Dès le début, l'allaitement artificiel a causé à l'enfant des troubles digestifs (vomissements et diarrhée verte). Le muguet a toujours existé dans la bouche de la malade.

Le 29. — Muguet sur la face dorsale de la langue. La muqueuse buccale est uniformément rouge.

La bouche est humide. Érythème léger des fesses. Traitement : collutoire boraté.

Le 1er août. — Le muguet a complètement disparu.

Sortie du service le 2 août 1898.

4

OBSERVATION XVIII

Rose G..., âgée de 20 jours, entrée dans le service de M. le professeur Baumel, le 20 novembre 1898, pour des troubles digestifs.

Nourrie au biberon jusqu'au jour de son entrée à la clinique. Amaigrissement notable.

Le 23. — A l'examen de l'enfant, nous avons trouvé du muguet, sous forme de larges plaques, siégeant au dos de la langue ; la muqueuse buccale uniformément rouge. Érythème léger des fesses. Quelques vomissements. Diarrhée jaune.

M. Baumel a ordonné à la malade le traitement du muguet, consistant en des badigeonnages de la bouche avec le collutoire boraté.

Ls 26. — Quatre vomissements et une selle jaune.

Le 27. — *Idem.*

Le 29. — G... n'avait plus de muguet dans sa bouche ; il ne restait qu'une légère rougeur de la muqueuse,

Le 2 décembre. — La guérison est complète.

Nous avons relaté un autre cas typique à ce même point de vue dans l'observation XXXII.

Dans le même sens agissent *les malformations des mamelons des seins ;* ainsi, ils peuvent être courts, trop volumineux, trop petits, effacés, ombiliqués ou parsemés d'indurations.

Dans ces conditions, l'allaitement devient difficile et l'enfant doit faire des efforts considérables de succion, d'où congestion, irritation et traumatisme de la muqueuse buccale.

Cette difficulté de l'allaitement est encore plus grande dans les cas où les mamelons malformés sont en même temps *ulcérés,* ce qui est extrêmement fréquent. Lorsque le bout devient rouge, douloureux et s'ulcère, sa surface dénudée se recouvre d'une croûte plus ou moins desséchée, qui empêche la sortie du lait et nécessite, de la part du nourrisson, des succions plus fortes que de coutume, d'où stomatite traumatique, infectieuse, etc. En voici quelques exemples :

Observation XIX

Maurice A..., âgé de 3 jours, entré à la clinique des maladies des enfants, le 28 octobre 1897.

L'enfant est né à terme et est bien constitué. Nourri par sa mère pendant deux jours.

Les seins de cette dernière ont les bouts effacés, ombiliqués et crevassés. Les ulcérations sont survenues, sans cause appréciable, avant l'accouchement. En tout cas, d'après leur aspect, ces crevasses ne paraissent pas être d'origine syphilitique.

L'enfant présente du muguet en très petite quantité, une sorte de voile étalé sur le dos de la langue. La muqueuse des autres parties de la bouche est à peine injectée.

Pas de troubles digestifs.

Dès l'entrée à la clinique, on a confié l'enfant à une bonne nourrice qui lui donne à téter toutes les 2 heures, régulièrement.

A part cela on lui badigeonne la bouche deux fois par jour avec un collutoire boraté.

Le 30. — Nous considérons l'enfant comme guéri.

Observation XX

Angèle C..., âgée de 40 jours, venant de la clinique ophtalmologique où elle est soignée pour une ophtalmie purulente, entrée dans le service de M. le professeur Baumel, le 28 mai 1898.

Parents syphilitiques depuis 4 ans; en outre, la mère a une métrite blennorrhagique. L'enfant est prise de l'ophtalmie depuis le deuxième jour de sa naissance. La petite malade était soignée à la consultation gratuite pour un muguet, il y a trente jours.

La mère a nourri elle-même son enfant. Les seins se sont crevassés tout à fait au début de l'allaitement. Les crevasses ont duré deux semaines et ont été traitées par lavage à l'eau boriquée et la pommade à l'airol.

L'enfant est d'une maigreur extrême. A l'examen de la petite malade, nous constatons un abcès du sein gauche (mammite du nouveau-né), un intertrigo rétro-auriculaire double, des érythèmes des membres inférieurs, descendant jusqu'aux talons et l'ophtalmie blennorrhagique double en voie de guérison.

Dans la bouche, nous trouvons du muguet siégeant à la langue et à la voûte palatine.

La muqueuse, bien qu'injectée, n'est pas sèche. Selon les renseignements donnés par la mère, le muguet date depuis un mois.

Nous avons aussi recherché dans la bouche comme sur le corps des stigmates spécifiques, mais nous n'en avons trouvé aucun.

Depuis l'éclosion du muguet, l'enfant a toujours eu des vomissements et de la diarrhée abondante et verte.

Actuellement, C... ressent de vives coliques ; elle crie et fléchit ses membres inférieurs sur l'abdomen. Elle prend difficilement le sein, et après avoir avalé deux ou trois gorgées, elle se retire en criant.

Le traitement du muguet (collutoire et potion) fut institué par M. Baumel, à la visite du 29. En outre, il recommanda à la mère de faire téter l'enfant régulièrement toutes les deux heures et d'alterner les seins à chaque tétée.

Contre l'érythème, de l'eau boriquée et poudre d'amidon ; tandis que pour l'ophthalmie, la malade est pansée à la Clinique ophtalmologique tous les matins après la visite.

Le 30. — L'enfant est dans le même état.

Le 3 juin. — La bouche ne contient plus de muguet ; les selles sont diarrhéiques, mais d'une belle coloration jaune-ocre ; les érythèmes des membres inférieurs ont disparu.

La petite C... ne crie plus et tette sans plus lâcher le sein.

Le 6. — La guérison est définitive.

Observation XXII

Philomène Quer..., âgée de 18 jours, entrée dans le service de M. le professeur Baumel, le 9 juin 1898, pour des troubles digestifs et athrepsie.

La mère de l'enfant est atteinte d'une pleurésie tuberculeuse et se trouve actuellement dans le service de M. le professeur Grasset.

D'après les renseignements qu'elle nous a donnés, l'enfant a été soumise à l'allaitement naturel.

Les bouts de seins de sa mère qui l'allaitait sont ombiliqués et crevassés. — L'enfant a eu toujours du muguet dans la bouche et de temps à autre les selles ont été vertes.

A l'examen de l'enfant nous avons trouvé sa bouche uniformément rouge et parsemée de petits points blancs, peu nombreux, siégeant à la langue et à la voûte palatine.

Les selles sont diarrhéiques et d'un jaune-verdâtre.

Quer... a des vomissements abondants toutes les fois qu'elle prend son lait. Un érythème vaste et intense couvre les deux membres inférieurs de l'enfant.

A la visite du 9 juin, M. Baumel a examiné la malade, lui a prescrit le traitement contre le muguet et l'a confiée à une nourrice à lait abondant.

Le 10. — La malade est très abattue ; sa respiration est accélérée ; la cornée est terne et les globes oculaires se portent sous les paupières supérieures.

La diarrhée est abondante et franchement verte. Les vomissements se sont arrêtés. Amélioration du côté de la bouche.

M. Baumel, trouvant l'enfant dans cet état convulsif, lui ordonne un julep gommeux contenant :

Acétate d'ammoniaque. . .	1 gr.
Rhum vieux	5 gr.
Teinture de cannelle	X gouttes
Julep gommeux	120 gr.

à prendre une cueillerée à café, une heure après chaque tétée.

Le 11. — Quer... est dans le même état et on l'a mise dans la couveuse. Bouche normale. Diarrhée verte. Quelques vomissements.

Les 12 et 13. — Rien n'est changé.

Cet état s'est maintenu, malgré la grande faiblesse de la malade, jusqu'au 23, jour où l'enfant a succombé.

OBSERVATION XXII

Henriette R..., âgée de onze jours, entrée à la Clinique des maladies des enfants, le 21 juillet 1898.

Nourrie au sein, pendant huit jours, par sa mère, dont les mamelons sont effacés, un peu invaginés et ulcérés.

Les ulcérations que nous avons constatées font un cercle qui entoure complètement le bout. Ce dernier est dur, enflammé (mamelonite) et sa surface ulcérée est couverte d'une croûte jaunâtre, épaisse et desséchée. Vu l'impossibilité de continuer l'allaitement, la mère nourrit son enfant à la bouteille depuis trois jours. L'enfant est de bonne constitution et tette assez bien.

Elle a eu du muguet dans la bouche à partir du troisième jour de sa naissance. Actuellement le muguet, d'après les dires de la mère, est en plus grande quantité. Il siège sur le dos de la langue et les faces internes des joues et se présente sous forme de larges plaques irrégulières et blanchâtres d'une épaisseur moyenne. La muqueuse buccale est sèche, vernissée et enflammée. Soif intense. Des mâchonnements à chaque instant. La malade a depuis quelques jours une diarrhée jaune-verdâtre.

Le 22. — M. Baumel a institué, pour l'enfant, le traitement du muguet, et, à la mère, il a prescrit du lait virginal à appliquer sur ses seins malades.

Le 26. — R..., n'avait plus de muguet, mais la muqueuse buccale était encore un peu injectée. Pas de diarrhée.

Le 27. — La mère et l'enfant sont sorties du service presque guéries.

Voir, à ce sujet encore, l'observation XXX dans le chapitre « Symptomatologie ».

L'insuffisance de la sécrétion lactée agit dans le même sens que le biberon et les mamelons malformés et malades, pour la production du muguet. En même temps, elle est, pour l'enfant, une cause d'alimentation insuffisante.

Nous en avons deux exemples dans les observations qui suivent :

OBSERVATION XXIII

Françoise G..., âgée de 14 jours, entrée à la Clinique des maladies des enfants, le 19 novembre 1897, pour des troubles digestifs et muguet.

L'enfant est née à terme et nourrie par sa mère pendant 14 jours.

Les seins de cette dernière sont bien conformés, mais pauvres en lait.

A l'examen de l'enfant, nous l'avons trouvée athrepsiée et trop petite pour son âge. Elle vomit le lait qu'elle prend et a une diarrhée verte abondante. La langue et les parties postérieures de la voûte palatine sont couvertes de larges plaques de muguet. La bouche est sèche et d'un rouge intense.

Le 20. – Vomissements plus rares. Selles d'un jaune-verdâtre M. Baumel prescrit un collutoire pour badigeonner la bouche de la malade deux fois par jour. Il confie l'enfant à une nourrice et recommande à cette dernière de faire téter la malade toutes les deux heures, si elle ne vomit pas, ou toutes les trois heures si elle continue à vomir comme le jour précédent.

Le 21. — Trois vomissements.

Le 22. — Pas de vomissements. La malade tette très bien. Sa bouche est moins enflammée. Sur la langue on ne voit plus de plaques de muguet, mais sur la voûte palatine il reste encore quelques points disséminés. — Selles verdâtres, quatre par jour. Ventre dur et ballonné.

Le 23. — Encore quelques grains de muguet à la voûte palatine. Deux selles jaunes par jour.

Le 24. — L'enfant est presque guérie et la mère la prend chez elle.

Le 26 janvier 1898. — G... entre de nouveau dans le service, pour du muguet.

D'après ce que raconte la mère, après la sortie du service, l'enfant a été confiée à une nourrice. Cette dernière, n'ayant pas assez de lait, a nourri l'enfant à la bouteille.

Nous avons examiné la petite G..., qui n'avait que quelques plaques de muguet au dos de la langue. Le traitement fut institué et, le 30, le muguet était complètement guéri.

OBSERVATION XXIV

Hélène B..., âgée de 17 jours, entrée dans le service de M. le professeur Baumel, le 22 décembre 1898.

B... est nourrie, depuis sa naissance, par sa mère ; mais celle-ci n'avait pas assez de lait.

Le 23. — L'enfant est très maigre et se plaint continuellement. Elle prend difficilement le sein de la nourrice et le lâche en criant.

A l'examen de l'enfant, nous avons trouvé un érythème sur les membres inférieurs ; du muguet, en assez grande quantité, sur la langue et le voile du palais. La muqueuse buccale est très injectée. 2 selles vertes par jour ; pas de vomissements.

Le traitement contre le muguet fut institué par M. Baumel.

Le 24. — L'état est le même.

Le 26. — On ne voit plus de concrétions parasitaires sur la muqueuse buccale. Cette dernière reste encore enflammée. L'enfant prend plus facilement le sein de la nourrice.

Le 29. — Légère rougeur à la muqueuse palatine ; selles normales.

Le 31. — Nous considérons l'enfant comme guérie.

Voir encore, à ce sujet, les observations XXVII et XXIX dans le chapitre « Symptomatologie ».

L'insuffisance de la sécrétion lactée est fréquente dans les cas de bouts malformés et malades qui, devenant douloureux, font que la nourrice hésite à donner son sein, ce qui détermine des douleurs parfois atroces, ou ne le donne que pour un très court moment ; d'où allaitement insuffisant de l'enfant, engorgement du sein et suppression partielle ou totale de la sécrétion glandulaire, par défaut d'excrétion.

Les diverses malformations buccales chez l'enfant (Lelut [1]), facilitent la production du traumatisme de la muqueuse buccale, en même temps qu'elles amènent une difficulté et une insuffisance dans l'alimentation de l'enfant. Nous n'avons pu observer aucun cas de ce genre. Ils sont, d'ailleurs, relativement rares.

L'effet du traumatisme de la muqueuse a été signalé aussi par Epstein (2).

Cet auteur a vu le muguet devenir plus rare chez les nouveau-

(1) Parrot. — *Athrepsie.*

(2) *Jahrb. f. Kinderheilk,* 1896, v. XLII, p. 177.

nés depuis qu'il a renoncé chez eux aux lavages prophylactiques de la bouche. Ces lavages, outre qu'ils ont procuré une asepsie illusoire, ont traumatisé la muqueuse buccale.

Aussi, Max Stooss (1) a-t-il pu produire expérimentalement, par éraillure de la muqueuse, le muguet vaginal chez les lapines.

Nous ajouterons, enfin, que c'est une mauvaise habitude de donner aux nouveau-nés, dès les premières heures après la naissance, des infusions trop chaudes et trop sucrées, car ces dernières, par leur température, irritent la muqueuse buccale, d'où stomatite et muguet ; parfois même, par leur trop grande quantité, elles produisent des troubles digestifs et, comme résultat final, le muguet, par voie indirecte (Baumel).

C'est ainsi que le muguet peut apparaître dès les premiers jours de la vie, fait constaté par Véron, par M. le professeur Baumel et par nous dans les deux observations suivantes :

Observation XXV

Yvonne A..., âgée de deux jours, entrée dans le service de M. le professeur Baumel, le 25 octobre 1897.

Née le 23 octobre à la Clinique d'accouchements. Deux ou trois heures après la naissance de l'enfant, on lui a donné du lait coupé avec de l'eau sucrée.

Nous avons examiné A... et nous lui avons trouvé du muguet dans la bouche, mais en petite quantité, à peine quelques semis sur les rebords alvéolaires supérieurs et sur la voûte palatine du raphé médian. La muqueuse buccale est partout rouge, mais bien plus autour des petits points blancs. Pas de troubles digestifs. Méconium. L'enfant tette régulièrement toutes les heures et prend bien le sein. On lui badigeonne la bouche deux fois par jour avec un collutoire boraté.

Le 28. — La bouche de l'enfant est absolument normale.

---

(1) *Rev. mens. des mal. de l'enfance*, 1896, t. XIV, p. 602.

OBSERVATION XXVI

Gaston B..., âgé de deux jours, venant de la Clinique d'accouchements, entré dans le service de M. Baumel, le 28 octobre 1897.

L'enfant est né à terme et bien constitué. Quelques heures après
sa naissance, la mère, lui a donné du lait de vache à la cuillère.

A l'examen de la bouche du malade, nous avons trouvé du muguet
sur la face dorsale de la langue, sous forme de petits points. La
muqueuse buccale est uniformément rouge ; elle est sèche et vernissée. Pas de troubles digestifs. Méconium.

M. Baumel, à la visite du 28, a prescrit au malade le collutoire,
pour lui badigeonner la bouche deux fois par jour.

L'enfant tette facilement et régulièrement toutes les heures. (Seins
alternés).

Deux jours plus tard, la guérison de l'enfant était complète.

**En résumé, les dites causes occasionnelles ont pour
but de contribuer à la production d'un terrain propice
à la végétation de l'oïdium albicans. Si les uns agissent en amoindrissant la vitalité générale de l'organisme, comme nous l'avons dit plus haut, les autres
agissent localement, ou bien en créant un catarrhe
buccal, par l'irritation de la muqueuse, d'où prolifération
tion et desquamation irrégulière de l'épithélium et,
par suite, formations d'anfractuosités épithéliales,
condition essentiellement favorable à la fermentation
des liquides, à l'arrêt, à la fixation et à la végétation
du parasite ; ou bien par une autre voie, qui produit
le même résultat, en traumatisant la muqueuse buccale, en la privant de son épithélium protecteur et
créant, par conséquent, une porte d'entrée à l'infection
ou mieux encore un terrain particulièrement favorable
à l'implantation et au développement de l'oïdium
albicans.**

La plupart des auteurs (Bouchut, Trousseau, Mignot. etc.), qui se sont occupés du muguet, l'ont décrit sous deux formes : l'une *idiopathique,* bénigne ; l'autre symptomatique, plus intense, grave ; mais d'après tout ce que nous avons dit pré- cédemment, *le muguet est, d'après nous, toujours symptomati- que* et il est léger ou grave suivant la fertilité plus ou moins grande du terrain.

Nous n'avons donc qu'à répéter avec le professeur Parrot (1):

« Le muguet n'est pas une affection primordiale, indépen-
» dante, mais toujours subordonnée à un trouble fonctionnel
» antérieur ; il est inévitablement deutéropathique... »

La langue et la voûte palatine sont les premières atteintes, comme étant les parties les plus exposées aux influences extérieures (irritations, traumatisme). La langue, à part cela, a cette particularité, que sa muqueuse étant papillaire favorise encore mieux la fixation et le développement du parasite.

De la bouche, le muguet se dirige vers les autres points du tube digestif, pourvu que les fonctions de ce dernier soient suffisamment troublées. Guersant, Robin, Seux, etc., ont professé, sans le démontrer, que le muguet peut se développer sur tous les points du tube digestif.

Le muguet du pharynx, chez les enfants, est rarement primitif (complication de la fièvre typhoïde) et suit presque toujours le muguet buccal. Les aliments avalés transportent le parasite, tandis que les régurgitations et les vomissements favorisent son développement par l'acidité qu'ils entretiennent dans les premières voies digestives.

Le muguet se propage ainsi de proche en proche et atteint l'estomac, principalement dans les cas graves.

Le muguet gastrique se développe quelquefois très vite,

(1) *Athrepsie,* p. 88.

comme l'a vu Parrot (1) chez des enfants âgés à peine de 9 à 10 jours. Ici encore, selon cet auteur, l'apport du parasite se fait par les aliments et les boissons ; mais, pour qu'il puisse se développer, il faut que les fonctions de l'estomac soient profondément altérées ; il faut que l'aliment ne passe plus pour balayer la muqueuse gastrique ; il faut que les contractions de l'organe soient insuffisantes pour chasser le parasite ou que la muqueuse ne sécrète plus et ne se desquame pas, choses qui empêchent d'habitude le dépôt prolongé de matières quelconques à la surface de la muqueuse gastrique.

Toutes ces conditions sont réalisées chez un enfant chétif et athrepsique.

L'existence du muguet dans l'intestin grêle est signalée par quelques auteurs (Valleix, Seux, Robin, etc.) et niée avec raison par d'autres (Parrot, Baumel). Pour expliquer son absence ou, si l'on veut, sa rareté dans cette partie du tube digestif, Parrot a attaché une grande importance à l'alcalinité du milieu qui, d'après lui, n'est pas favorable à la végétation de l'oïdium albicans. Cet auteur prétend que si l'inflammation rendait le milieu acide, la végétation aurait lieu.

Une pareille explication ne nous paraît pas suffisamment démonstrative. Linossier et Roux n'ont-ils pas démontré que le milieu alcalin est le meilleur pour les cultures du parasite ?

Nous préférons de beaucoup l'opinion émise par notre maître M. le Professeur Baumel, qui explique l'absence du muguet dans l'intestin grêle par l'existence de mouvements, péristaltiques incessants et exagérés au cours de l'entérite, mouvements qui chassent les matières intestinales, balayent la muqueuse et, par conséquent, ne permettent pas le dépôt prolongé du parasite et sa fixation, c'est-à-dire les conditions

_____

(1) *Arch. de phys. norm. et path.*, 1869, t. II, p. 504.

nécessaires à son développement. Donc, si, au contraire, les mouvements péristaltiques étaient ralentis ou faisaient défaut, on comprendrait que le développement du muguet intestinal pût avoir lieu.

D'ailleurs, n'avons-nous pas parlé, au commencement de ce chapitre, de la rareté de la déglutition chez les très jeunes enfants, comme étant une condition favorable au développement du muguet buccal? Parrot n'explique-t-il pas en partie la production du muguet gastrique par l'insuffisance de contraction de cet organe. Par suite, l'explication fournie par M. le professeur Baumel, en ce qui concerne l'intestin grêle, repose sur le même principe, dont il est, pour ainsi dire, le corollaire, et doit être acceptée, à notre avis, comme la vraie.

La stagnation, au contraire, des matières dans le cæcum facilite le développement du muguet dans ce point spécial du gros intestin. Parrot, le premier, a démontré et bien décrit le muguet cæcal.

Pour en expliquer l'existence, Parrot (1) dit : « Il faut que » les fonctions de l'intestin soient grandement troublées et » déchues, afin que la mucédinée puisse s'attacher à sa paroi » et s'y développer ».

Les malades porteurs de muguet intestinal sont généralement ceux qui ont eu des troubles digestifs antérieurs.

Le muguet anal, observé par Ch. Robin, Bouchut, etc., n'existe pas et n'est autre chose, selon Parrot, qu'une agglomération de cellules épithéliales desquamées.

Le système digestif n'est pas le seul endroit où le muguet existe ; très souvent, ce dernier irradie vers d'autres points du corps. Ainsi, de la bouche et du pharynx, le muguet peut envahir la glotte (Parrot), l'oreille moyenne (Valentin) (2), et les parotides (Guidi),

---

(1) *Arch. de physiologie norm. et path.*, 1870, p. 624.
(2) *Arch. f. Ohrenheilk..* 1888, XXVI, p. 81.

D'autres fois, le parasite pénètre dans la circulation générale et cause des thromboses, des embolies et même une infection générale (Schmorl). Ainsi s'expliquent les cas où le parasite a été trouvé dans des abcès sous-maxillaires par Charrin,
dans le cerveau par Zenker, et dans les abcès miliaires des
reins et de la rate par Schmorl.

Quelquefois ce mode de propagation de la maladie, d'un
foyer préexistant ou par infection générale, n'a pas lieu, et le
muguet se montre dans un organe sans avoir débuté par un
autre point du corps. Ainsi, le muguet pulmonaire paraît se
faire par l'apport direct du parasite, avec l'air inspiré, jusqu'à l'infundibulum pulmonaire.

Bouchut a signalé des cas de muguet développé à la surface de vésicatoires et sur quelques plaies et ulcères des
jambes.

Von Herff et I. Ficher (1) ont eu à soigner plusieurs cas de
muguet des organes génitaux de la femme. Von Frich a cité
un cas de muguet vésical. Trousseau (2) a trouvé, chez l'homme,
le muguet à la face interne du prépuce.

---

(1) *Sem. méd.*, 1896, p. 482.
(2) *Jour. de méd.*, 1845.

ANATOMIE PATHOLOGIQUE

Le muguet a été considéré, tour à tour, comme une ulcération gangréneuse, une éruption vésiculeuse, une exsudation pultacée ou fausse membrane et a été regardé comme sous-épithélial par Billard, Lélut, etc.

Actuellement, nous possédons des connaissances bien plus précises sur la maladie, et, pour nous, cette dernière est causée par un champignon déjà connu. Les concrétions du muguet ne sont que des productions parasitaires, constituées par deux éléments : l'un épithélial, servant de trame et formé de cellules épithéliales dégénérées et granuleuses ; l'autre, cryptogamique, formé de filaments et de globules, et, en outre, d'après Monneret, on trouve du pus et de la fibrine. Ces deux éléments, épithélial et parasitaire, sont intimement mélangés et adhèrent plus ou moins à la muqueuse sur laquelle ils reposent.

Le parasite du muguet se développe sur les enveloppes muqueuses et surtout sur celles à épithélium pavimenteux. Les muqueuses revêtues d'épithélium cylindrique à cils vibratiles ne constituent pas, en général, un milieu favorable à la végétation de l'oïdium albicans. Les cas cités par Heller et Schmidt sont très rares.

Un grand nombre d'auteurs ont considéré le muguet comme épithélial dans la majorité des cas, et, d'après ces auteurs, ce n'est que rarement qu'il pénètre dans la profondeur des tissus ; tandis que Virchow, Wagner, Parrot, etc., nous ont démontré que la localisation superficielle du muguet n'est pas la règle, qu'il gagne très souvent les tissus profonds et qu'il pénètre même dans les vaisseaux sanguins et lymphatiques.

Les désordres anatomiques causés par l'oïdium albicans nous sont assez connus, et cela, grâce aux travaux des auteurs qui se sont occupés de la question.

Nous allons décrire ces désordres dans les différentes parties du tube digestif et dans les autres points du corps où le muguet a été rencontré.

Dans LA BOUCHE, le muguet se présente sous forme d'ilots isolés ou de plaques, d'aspect blanc, caséeux. On y distingue deux variétés : le muguet épithélial et le muguet dermique.

Muguet épithélial. — Il présente le premier stade de la maladie, aussi bien sur les autres points du tube digestif que dans la bouche. La description la plus précise de cette variété, au point de vue de l'anatomie pathologique, est celle donnée par Parrot (1).

A l'examen microscopique des coupes faites sur la langue, l'auteur a remarqué que les couches superficielles des concrétions sont constituées par des amas de cellules épithéliales altérées et détachées, entremêlées avec les éléments parasitaires. Aucun arrangement systématique n'existe parmi les différents éléments.

Dans les couches profondes des concrétions, les cellules épithéliales conservent leur position horizontale, mais sont séparées par les éléments du champignon.

Tout le désordre consiste dans la prolifération et l'altéra-

---

(1) *Arch. de physiol. norm. et path.*, 1869, p. 504, ou *Athrepsie*, p. 210.

tion de l'épithélium, qui constitue, pour ainsi dire, la trame des concrétions.

Muguet dermique. — Ici, nous trouvons également l'altération épithéliale, dont nous venons de parler ; mais nous constatons, en outre, que les éléments du parasite, les filaments surtout, pénétrent dans le derme muqueux.

La quantité de spores interposés entre les éléments anatomiques est très minime et on ne les rencontre pas souvent.

La pénétration des filaments peut être poussée jusqu'à la couche conjonctive et même jusqu'aux vaisseaux.

La présence du parasite entretient une irritation dans les tissus où il se trouve ; cette irritation est suivie d'une réaction qui se manifeste par la prolifération des éléments anatomiques et parfois par leur nécrose, d'où des ulcérations consécutives.

Dans le PHARYNX ET L'OESOPHAGE (1), on rencontre des plaques jaunâtres ou grisâtres et rarement des îlots disséminés. Ces plaques, de 1 à 2 mm. d'épaisseur, sont allongées suivant l'axe de l'organe, et lorsqu'elles sont confluentes, elles peuvent former une couche canaliculée, très peu adhérente à la muqueuse (Bouchut).

A l'examen microscopique, Parrot a trouvé que le derme muqueux forme la surface libre de la muqueuse, l'épithélium et les saillies papillaires ayant disparu. Plus profondément, les éléments cryptogamiques sont mélangés avec les fibres musculaires et élastiques. Le tissu conjonctif prolifère abondamment et entoure les vaisseaux du voisinage. Ces derniers sont quelquefois retrécis. Wagner a même vu les filaments du parasite pénétrer dans leur intérieur et s'entourer de globules sanguins.

_____

(1) Parrot. — *Athrepsie*, p. 215.

Sur 18 œsophages d'enfants morts, A. Heller a trouvé deux fois seulement la variété épithéliale, tandis que, dans les seize autres, le muguet a attaqué les couches profondes et les vaisseaux ; ces derniers ont été trouvés 6 fois thrombosés.

Des dégâts aussi considérables nous expliquent facilement la fréquence d'érosions et d'ulcérations de l'organe.

LE MUGUET GASTRIQUE a été longtemps mis en doute et c'est Parrot (1), le premier, qui a démontré son existence et l'a bien décrit.

Longtemps méconnu à cause de son aspect particulier, le muguet gastrique, plus grenu et plus adhérent que le buccal, se présente sous forme de mamelons grisâtres, acuminés ou en cupules et de la grosseur d'un grain de millet. Ces mamelons sont isolés ou confluents et forment des plaques saillantes et irrégulières, de coloration jaunâtre et quelquefois analogue à celle de la muqueuse saine. On les trouve surtout à la face postérieure de l'estomac, à la petite courbure et près du cardia.

Nous décrirons brièvement les lésions constatées par les auteurs et particulièrement par Parrot.

A l'examen microscopique des coupes faites perpendiculairement à la surface de l'estomac préalablement durci dans l'alcool, on constate les altérations suivantes :

Au niveau des plaques ou des saillies cupuliformes, la muqueuse et la sous-muqueuse gastrique sont considérablement épaissies.

Les formations parasitaires sont constituées par des spores qui prédominent à la surface et par des filaments, mêlés aux débris des tissus dans lesquels ils se sont développés.

Les filaments s'implantent, perpendiculairement, dans la

_____

(1) *Arch. de physiologie norm. et path.*, 1869, t. II, p. 504, 579.

sous-muqueuse et dans les vaisseaux, mais rarement dans la musculeuse.

Les glandes gastriques sont détruites dans leurs parties superficielles ; leur lumière et leurs culs-de-sac dilatés sont remplis de spores et ressemblent à des calebasses (Parrot).

Dans les espaces interglandulaires, les éléments parasitaires sont moins abondants. Le tissu conjonctif sous-jacent, envahi par les filaments, nous présente une prolifération nucléaire.

Les vaisseaux correspondants sont engorgés, remplis de globules sanguins et quelquefois thrombosés.

La lésion est plus développée dans les bourrelets que dans le centre des saillies cupuliformes.

Les ulcérations qu'on rencontre quelquefois sont dues probablement, d'une part à la mauvaise nutrition et à la mort des parties où les vaisseaux sont oblitérés, d'autre part à l'action du suc gastrique qui attaque facilement la muqueuse déjà altérée.

Le muguet gastrique a été rencontré, le plus souvent, chez les enfants athrepsiques, mal nourris et à fonctions digestives compromises (Parrot).

Contrairement à l'opinion de Valleix et Seux, l'INTESTIN GRÊLE n'est pas un milieu favorable à la végétation du parasite pour les raisons que nous avons mentionnées dans le chapitre « Etiologie et Pathogénie », tandis que LE CÆCUM et LE GROS INTESTIN (1), soit par leur réaction acide, soit par la stagnation des matières, sont très souvent atteints du muguet. C'est Parrot qui l'a démontré encore en 1870.

Le muguet se présente sous forme de plaques, brunâtres ou marbrées de violet, très adhérentes à la muqueuse. Cette dernière conserve son aspect normal ; elle est rarement congestionnée.

---

(1) Parrot. — *Athrepsie et Arch. de phys. norm. et path.*, 1870, t. III, p. 622.

Dans ses recherches microscopiques, Parrot a constaté les altérations suivantes : à la surface des plaques, on trouve les filaments en plus grande quantité que les globules et mêlés à des granulations graisseuses et à des corpuscules brunâtres. Plus profondément, les filaments et les globules sont entremêlés avec des cellules épithéliales. Encore plus profondément, ce sont les spores qui prédominent.

Les glandes de la muqueuse, quelquefois disloquées, sont détruites dans leurs parties superficielles ; leurs culs-de-sac sont intacts et ne renferment pas le parasite.

Comme dans l'estomac, le champignon envahit les espaces interglandulaires et pénètre dans la tunique cellulo-vasculaire, où il provoque une prolifération des éléments anatomiques.

La musculeuse est intacte.

D'autres fois, l'auteur a trouvé des lésions analogues à celles de l'estomac.

De la bouche et du pharynx, le muguet se propage à l'ÉPIGLOTTE et AU LARYNX (1).

Ce sont les cordes vocales inférieures qui sont ordinairement atteintes, à cause de leur revêtement épithélial pavimenteux. Les cordes vocales supérieures et les autres parties de la muqueuse laryngienne, revêtues d'épithélium à cils vibratiles, sont atteintes par propagation (contiguïté) des cordes vocales inférieures.

Dans ce dernier cas, qui est rare, le muguet est toujours dermique, et les lésions constatées au microscope sont les mêmes qu'ailleurs.

LA TRACHÉE et LES BRONCHES, étant recouvertes aussi par de l'épithélium à cils vibratiles, ne devraient pas permettre la fixation et le développement du parasite. Parrot n'admettait jamais

---

(1) Parrot. — *Arch. de physiol. norm. et path.*, 1869, p. 593.

l'existence du muguet de ces parties, tandis que Schmidt (1) et Heller, ayant observé des cas, rares il est vrai, affirment la possibilité d'une pareille localisation.

LE MUGUET PULMONAIRE, mentionné pour la première fois par Parrot dans son livre sur l'*Atrepsie*, a été trouvé dans les alvéoles.

Les parties malades ont l'aspect de saillies indurées, jaunâtres ou grisâtres et sont constituées par des éléments parasitaires des débris épithéliaux, des filaments fibrineux et des leucocytes.

Birch Hirschfeld, Rosenstein Freyhan, etc., ont eu aussi l'occasion de rencontrer le muguet dans les poumons.

Pénétrant facilement dans la profondeur des tissus, le champignon du muguet entre dans les vaisseaux sanguins (E. Wagner, Zenker, etc.), lymphatiques (Buhl) et les viscères.

Schmorl a cité un cas de muguet des reins et de la rate, chez une fille morte de fièvre typhoïde.

Zenker (2), Ribbert (3) et Guidi (4) ont observé le muguet du cerveau sous forme de petites masses jaunâtres crémeuses.

LE REIN est l'organe le plus souvent atteint. Le muguet s'y présente, d'abord, sous forme de granulations entourées d'une auréole congestive et siégeant dans la substance corticale. Plus tard, le tissu rénal est transformé en un feutrage mycélien (Charrin et Ostrowsky (5).

Par sa végétation abondante le parasite arrive à agir méca-

(1) *Ziegler's Beitr. z. path. anat.*, VIII, p. 173.
(2) *Iahresber. d. Ges. f. Nat. n. Heilkunden. Dresden*, 1861-62.
(3) *Berl. Klin. Wochenschr.*, 1879, p. 78.
(4) *Rev. mens. des mal. de l'enfance*, 1896, t. XIV, p. 400.
(5) *Comptes rendus Acad. des Sc.*, 1895, p. 1234.

niquement ; il détériore l'organe, le rend imperméable, d'où atténuation et trouble dans son fonctionnement.

En pénétrant dans les vaisseaux, les éléments du parasite peuvent être entraînés dans la circulation générale et peuvent ainsi généraliser la maladie. Schmorl (1) a observé une seule fois le muguet généralisé.

Les cas de ce genre sont extrêmement rares.

(1) *Centralbl. f. Bakt. und Parasitenkunde*, 1890, n° 2.

SYMPTOMATOLOGIE

Les troubles causés par le muguet peuvent être fonctionnels, légers ou intenses, locaux ou généraux, suivant que le terrain est plus ou moins propice à son développement. Ces mêmes troubles, supposés légers dès le début, peuvent s'accentuer sous la persistance de la cause qui a favorisé l'apparition du muguet, ou peuvent, au contraire, s'ils sont graves, diminuer d'intensité si la dite cause vient à diminuer ou à disparaître.

C'est pour cela que nous ne pouvons pas décrire le muguet sous deux formes : l'une légère, l'autre grave, comme le font certains auteurs ; nous préférons faire de lui une maladie à aggravations et à améliorations selon les différents états où peut se trouver l'organisme pendant le cours de la maladie.

Que le muguet soit léger ou grave, il commence, chez l'enfant, toujours par la bouche, et l'on peut dire, sans erreur, qu'on ne l'a pas souvent vu débuter par une autre partie du corps. Cette règle n'est pas applicable chez l'adulte ; on a cité en effet de nombreuses observations où le muguet a débuté par le pharynx (1).

Ordinairement la bouche est son lieu d'élection, la véritable

_____

(1) Lebrun. — Th. de Paris, 1883.

« pépinière » comme l'appelle Parrot, d'où le muguet s'étend à d'autres points.

Les différentes parties de la muqueuse buccale peuvent être atteintes simultanément ou successivement, mais la plupart du temps la muqueuse linguale et celle de la voûte palatine sont les premières atteintes pour les raisons que nous venons de donner dans le chapitre « Etiologie et Pathogénie ».

Puis, nous l'avons souvent remarqué, viennent, par ordre de fréquence, les muqueuses des faces internes des joues, des espaces intermaxillaires, des piliers et plus rarement celles des rebords alvéolaires, des gencives et des lèvres.

Une véritable stomatite érythémateuse précède d'un à deux jours l'apparition du muguet et débute le plus souvent par la pointe de la langue pour s'étendre aux autres points de la muqueuse buccale. Valleix, Damaschino, Soltmann, etc., n'ont jamais vu cette phase initiale faire défaut. Quelquefois elle peut exister seule, sans être suivie de muguet, comme l'a vu Vogel.

La muqueuse est congestionnée par places ou partout uniformément ; mais elle l'est toujours moins là où elle adhère aux os, par exemple au niveau de la voûte palatine et des rebords alvéolaires.

Elle devient rouge, sèche, lisse ou mamelonnée (comme sur la langue, où les papilles sont tuméfiées et plus apparentes qu'à l'état normal (Valleix). *Le peu de salive qui l'humecte offre une réaction acide.*

Cette petite quantité de salive ou plutôt le manque de salivation est un symptôme, constant et capital, signalé par Grisolle.

A cette phase prémuguétique, si nous pouvons nous exprimer ainsi, la bouche est *sèche, empâtée,* chaude (Seux), *inodore* (Grisolle) et *douloureuse.* L'enfant demande *souvent à boire pour humecter et refroidir* sa bouche sèche et enflammée ; sinon, *il porte, dans le même but, à sa bouche, les objets durs et frais ou les doigts.*

Très souvent, pour refroidir sa bouche, *il entr'ouvre cette dernière comme pour respirer ou comme s'il était haletant ;* ou bien, *sort la pointe de la langue avec laquelle il lèche parfois ses lèvres sèches et fendillées à épithélium demi-détaché.*

Ces symptômes n'ont été mentionnés jusqu'aujourd'hui par aucun auteur. M. le professeur Baumel a attiré notre attention sur ce point ; et, en effet, si l'on examine plus minutieusement les enfants atteints de muguet, on peut constater l'existence de ces symptômes, sinon toujours, du moins assez souvent.

Nous allons relater deux observations très typiques à ce point de vue, que nous avons recueillies à la Clinique des maladies des enfants.

OBSERVATION XXVII

Fernand B..., enfant de l'Assistance publique, âgé de 23 jours, entré dans le service de M. le professeur Baumel, le 22 novembre 1897.

L'enfant, né à terme, est d'une constitution forte. Il a été nourri, jusqu'au jour de son entrée à la Clinique, par une nourrice qui n'a pas eu assez de lait. Actuellement, il ne prend que le biberon, par manque de nourrices dans le service.

Le 24 novembre. — L'enfant est assoupi et pâle ; il tousse et à l'auscultation on ne trouve que de gros râles. Son ventre est ballonné et douloureux. Les membres inférieurs sont fléchis sur l'abdomen, ce qui démontre que l'enfant a des coliques. Les selles sont diarrhéiques et jaunes.

La bouche est uniformément rouge, sans contenir de concrétions parasitaires.

Cette rougeur s'étend même sur les lèvres ; on dirait que ces dernières sont colorées avec du carmin. La salive est acide.

L'enfant prend avec avidité le biberon, mais le lâche en criant, dès les premières succions.

Le 25. — La muqueuse buccale est plus rouge et l'on voit quelques grains blanchâtres sur la voûte palatine. L'enfant a la bouche entr'ouverte, la langue sort et lèche de temps en temps les lèvres.

A la visite, M. Baumel lui a ordonné le collutoire, la potion du muguet et l'a confié à une nourrice.

Le 26. — Le muguet est en plus grande quantité; il recouvre, sous forme de plaques, la langue, la voûte palatine et les gencives. L'enfant mâchonne à chaque instant et a des nausées. La propulsion de la langue hors de la bouche est moins marquée. Les symptômes abdominaux subsistent: la diarrhée est verdâtre.

Le 28. — Le muguet diminue en quantité. Selles jaunes verdâtres, moins nombreuses.

Le 1ᵉʳ et le 2 décembre. — L'amélioration est très marquée.

Le 10. — L'enfant était complètement guéri.

OBSERVATION XXVIII

Maria Vil..., enfant de l'Assistance publique, âgée d'un mois, entre dans le service de M. le professeur Baumel, le 29 novembre 1897.

Nous n'avons pas de renseignements sur ce qui s'est passé avant son entrée à la Clinique, mais, en tout cas, les soins ont manqué à l'enfant.

Le 30. — Nous avons examiné l'enfant. Elle est maigre, pâle, agitée et pousse des cris incessants. Les parties internes des cuisses et les parties génitales sont couvertes de nombreux petits boutons de nature suspecte et d'un érythème assez intense. Pas de diarrhée.

La muqueuse buccale est sèche et d'un rouge intense, comme si elle allait saigner.

Pas de concrétions parasitaires. L'enfant prend difficilement le sein de la nourrice et gémit en tétant.

Le 1ᵉʳ décembre. — La rougeur de la muqueuse buccale est plus accusée. L'enfant tient sa bouche entr'ouverte et refuse de prendre le sein. Les lèvres sont sèches, écartées, racornies et fendillées par places. La propulsion de la pointe de la langue hors la bouche est assez marquée.

Le 2. — Toute la surface de la muqueuse buccale est parsemée de petits points blancs, mamelonnés. Pas de diarrhée ni de vomissements. M. Baumel-lui a prescrit le collutoire boraté, dont on lui badigeonne la bouche 3 fois par jour.

Le 3. — L'état est le même.

Le 4. — Les grains blanchâtres sont moins nombreux.

Le 5. — Pas de muguet, mais la muqueuse buccale est rouge vif. — La bouche est plus humide, l'enfant prend le sein plus facilement. Les autres symptômes buccaux ont disparu. — Rien du côté de l'appareil digestif.

Les jours suivants, la muqueuse buccale a repris sa coloration normale rosée et l'enfant est guérie de son muguet le 9 décembre.

Nous avons constaté ces symptômes aussi chez les autres enfants malades, dont les observations sont relatées dans cet ouvrage.

La stomatite érythémateuse, qui précède le muguet, fait perdre la souplesse de la muqueuse buccale et détermine une gêne considérable dans les mouvements des parties affectées ; la succion devient par conséquent difficile et douloureuse. L'enfant prend difficilement le sein ou la bouteille ; *il gémit, fait des grimaces et mâchonne.*

Quelquefois, après avoir commencé à téter, *il se retire en criant et ayant l'air agacé.*

La douleur qu'il ressent peut être insignifiante, mais elle est accrue, soit par le contact du mamelon du sein ou du biberon, soit par la température basse ou élevée des aliments, si bien que l'enfant refuse finalement de les prendre.

A cette période, l'adulte ressent une cuisson, un picotement ; la bouche est en feu et douloureuse. La douleur est exaspérée par les bâillements, la mastication et la déglutition ; sa langue se colle au palais lors de ce dernier acte physiologique, qui devient, par cela même, très difficile à exécuter.

Après cette première phase, qui dure d'un à deux jours,

quelquefois moins, succède l'apparition de véritables formations parasitaires.

Ce mode de succession est comparable à celui de l'apparition de champignons après la pluie. Aux symptômes que nous
venons de voir plus haut, s'en ajoutent d'autres.

C'est vers le troisième jour, quelquefois plus tôt, qu'appa-
raissent, de préférence, sur le dos de la langue, de petits
points arrondis et légèrement mamelonnés, d'un blanc mat,
non transparent, ressemblant aux parcelles de lait caillé ou
à la fleur de la convallaria majalis, d'où le nom de muguet
donné à la maladie. La coloration blanche des formations est
due, selon Damaschino, aux spores du parasite.

D'abord disséminés et assez adhérents à la muqueuse, ces
semis blanchâtres peuvent devenir confluents par leur réunion
et former de larges plaques ou membranes blanchâtres ou grisâtres, irrégulières, inégales, épaisses et faiblement adhérentes à la muqueuse sous-jacente. Quelquefois, elles ont
l'aspect diphtéroïde.

Ces formations se montrent ensuite sur les points de la
muqueuse buccale et gutturale, mais ne dépassent jamais
la bouche, sauf dans les cas graves que nous verrons plus loin.

La muqueuse est très congestionnée, mais elle l'est surtout
autour et sous les formations parasitaires. Lorsque nous enle-
vons ces dernières par le frottement, la muqueuse sous-jacente
paraît rouge, sèche, lisse, mais rarement ulcérée et ne tarde
pas à se recouvrir d'une nouvelle couche parasitaire.

En ce moment, la bouche est chaude, empâtée et douloureuse ; les lèvres sont sèches et *écartées* ; la soif est intense.

L'enfant crie toutes les fois qu'il prend le sein. On remarque très souvent des nausées ou de véritables vomissements.
Valleix et Seux ont vu ces derniers se produire seulement 27
fois sur 402 cas.

Ici encore l'enfant *tire la langue en dehors* et la *frotte contre les arcades dentaires ou les gencives. Des mâchonnements* à chaque instant sont très marqués à cette période de la maladie ; on dirait que l'enfant fait tous ces mouvements *pour se débarrasser d'un corps étranger qui le gêne.*

Voici d'ailleurs quelques observations :

OBSERVATION XXIX

Octavie R..., âgée d'un an, entrée dans le service de M. le professeur Baumel, le 27 octobre 1897.

L'enfant a été nourrie par deux nourrices qui n'ont pas eu assez de lait, et au biberon. A l'entrée dans le service, une nourrice fut chargée de lui donner quatre tétées par jour.

L'enfant est d'un état général médiocre ; elle possède les quatre incisives supérieures et les quatre inférieures.

La face dorsale de la langue est couverte d'un enduit blanc, de faible épaisseur ; la bouche est sèche et la muqueuse est plus injectée qu'à l'état normal. L'enfant prend le sein très bien ; mais elle gémit en tétant.

Dans les intervalles des tétées, elle tient les lèvres écartées, mâchonne et frotte sa langue entre ses dents. A l'examen de l'enfant M. Baumel lui a prescrit le collutoire boraté, pour lui badigeonner la bouche trois fois par jour.

Les jours suivants toute trace de muguet avait disparu.

OBSERVATION XXX

Angèle Fr., âgée de 38 jours, entre à la Clinique des enfants, le 11 mai 1898.

Nourrie sans aucune règle, par sa mère, aux seins mal formés et crevassés. Les exulcérations que nous présentent ces derniers sont recouverts par des croûtes de lait desséchées.

A l'examen, l'enfant, très bien constituée, nous présente du muguet qui date de 8 jours. On voit des semis blanc-caséeux, disséminés sur la voûte palatine, la face interne de la joue gauche et les parties postérieures du dos de la langue.

La muqueuse nous présente une rougeur diffuse. Les membres inférieurs sont couverts d'un érythème intense et de quelques excoriations. Sur la fesse droite on voit une large plaie, causée par de l'eau bouillante.

·L'enfant a une diarrhée verte abondante avec des flocons de caséine non digérée. Cette diarrhée date de trois semaines, c'est-à-dire de l'époque où les crevasses des seins se sont formées.

L'enfant a aussi des vomissements et surtout après avoir tété ; mais quelquefois les matières vomies sont glaireuses.

A la visite du 12 mai, M. le professeur Baumel lui prescrit le collutoire et la potion contre le muguet ; de l'eau boriquée et de la pommade iodoforme, pour la plaie fessière ; de la poudre d'amidon contre l'érythème des membres inférieurs. Quant aux crevasses des seins de la mère, il ordonne du lait virginal, et lui recommande de donner alternativement, toutes les deux heures, chaque sein.

Le 13. — L'enfant est dans le même état. Les vomissements persistent et il paraît qu'ils suivent de très près les mâchonnements. La diarrhée est moins abondante, mais toujours verte. Les tétées sont douloureuses ; l'enfant crie et fait des grimaces.

Le 15. — L'amélioration est notable.

Le 18. — L'enfant n'a plus de diarrhée. Le muguet a complètement disparu de la bouche, mais la rougeur de la muqueuse existe encore. L'enfant paraît plus calme et prend facilement, toutes les deux heures, les seins de la mère, qui sont déjà guéris.

Le 20. — L'enfant n'a plus rien, sauf la brûlure fessière, qui a des bourgeons charnus exubérants.

Ces derniers furent cautérisés au Ag NO³.

Le 23. — L'enfant est complètement guérie.

OBSERVATION XXXI

Marguerite..., enfant de l'Assistance publique, âgée de 20 jours, entre à la Clinique des maladies des enfants, le 17 janvier 1898.

Nous n'avons aucun renseignement sur l'enfant, sauf pour le jour de sa naissance et son nom.

A l'examen, l'enfant nous présente du muguet sur le dos de la langue et sur la voûte palatine. La muqueuse buccale n'est rouge qu'autour des semis parasitaires.

Malgré la petite quantité de muguet, les symptômes buccaux sont très prononcés. L'enfant est agitée et mâchonne à chaque instant, et parfois ces mouvements de la bouche provoquent des nausées. — La soif est intense, mais l'enfant prend difficilement le sein, crie et gémit en tétant.

Trois selles vertes par jour.

Le 18. — Le muguet est plus abondant ; la langue est couverte de larges plaques, les faces internes des joues sont parsemées de grains parasitaires. La rougeur de la muqueuse est plus accusée et générale. Les nausées sont fréquentes. Cinq selles diarrhéiques vertes.

Le traitement du muguet est institué par M. Baumel.

Les 19 et 20. — L'état est le même.

Le 21. — Notable amélioration du côté de la bouche. Selles diarrhéiques verdâtres.

Le 23. — La bouche est plus humide, mais la muqueuse reste encore un peu injectée.

Selles normales.

Le 27. — Guérison définitive.

Au moment de l'apparition des formations muguétiques, nous avons observé seulement une légère agitation, mais aucun mouvement vraiment fébrile, comme le note Lebrun dans sa thèse.

A la période d'état de la maladie, la diarrhée jaune ou verte, les vomissements et l'érythème des membres inférieurs ne sont pas rares et peuvent être plus ou moins intenses.

Chez l'adulte le muguet se localise plutôt au pharynx et, à cette période, la mastication et surtout la déglutition sont gênées.

Il éprouve aussi une sensation de chaleur vive et de sécheresse dans la bouche et à la gorge. Il lui semble avoir la langue tapissée d'une toile d'araignée ou d'une pâte. Pas de diarrhée, ni de vomissements.

Arrivé à la période d'état et sous l'influence du traitement ou de l'amélioration de l'état général, le muguet s'achemine vers la guérison. Les plaques ou les grains parasitaires commencent à se détacher et à disparaître.

La muqueuse ainsi détergée est rouge tout d'abord, mais ne tarde pas à pâlir.

L'épithélium se régénère. La bouche, jusque-là sèche, devient humide et moins douloureuse.

Dans peu de jours tout rentre dans l'ordre. Quelquefois la guérison se fait après plusieurs poussées successives de muguet.

Jusqu'à présent nous avons vu le muguet de moyenne intensité, celui qu'on observe le plus souvent, mais l'on peut rencontrer des cas plus légers, où la maladie passe souvent inaperçue, où la muqueuse est à peine rouge, les grains parasitaires très discrets et méconnaissables.

Lorsque le muguet réalise la forme grave des auteurs ou, selon nous, lorsqu'il s'aggrave parce qu'il n'est pas traité à temps ou parce qu'il survient chez des sujets déjà affaiblis ou malades, les troubles qu'il cause prennent une intensité considérable et cela même dès le début.

La phase de la stomatite est plus intense et de courte durée. Une agitation très marquée précède l'apparition des concrétions. Ces dernières sont plutôt confluentes que discrètes et forment des membranes à couches stratifiées. Par leur grande abondance, ces formations parasitaires causent une gêne considérable pour l'alimentation, d'où amaigrissement rapide du malade.

La muqueuse sous-jacente aux plaques peut s'ulcérer.

Le muguet ne reste plus localisé à la bouche comme précédemment ; il se propage vers le larynx, le pharynx, l'estomac et l'intestin, et cela avec une très grande rapidité ; ainsi Parrot a trouvé le muguet de l'estomac chez un enfant de dix jours. Les symptômes buccaux et abdominaux sont très accusés.

Certains auteurs se refusent à croire que les troubles digestifs qui surviennent soient dus au muguet, mais nous les
avons toujours constatés et nous pouvons dire aussi, comme
Parrot, qu'« on ne saurait pourtant lui dénier des troubles
fonctionnels » (1).

L'enfant, ayant la bouche enflammée, demande souvent à
boire ; son appétit est diminué ; son estomac se dilate.

La *diarrhée* acide, accompagnée de coliques, se montre
souvent dès le début. Elle est d'abord jaune, puis devient verdâtre, et finalement franchement *verte*, caractère important.
Cette coloration verte des selles est due, d'après Hayem et
Lesage (2), à un bacille chromogène.

Valleix, faisant du muguet une affection intestinale, a considéré la diarrhée verte comme un symptôme constant et nécessaire. Selon l'auteur, sur 22 cas, la diarrhée existe 21 fois.

Le ventre, météorisé, devient dur et douloureux à la
pression.

La peau des parties génitales et des membres inférieurs,
par sa macération incessante dans les liquides intestinaux et
le liquide vésical, se corrode, d'où la formation d'un érythème
étendu quelquefois jusqu'aux talons. Cet érythème, symptôme
constant et précurseur du muguet pour Valleix, peut être
accompagné d'une éruption vésiculeuse et d'excoriations consécutives à cette dernière.

Les vomissements peuvent précéder la diarrhée ou se montrer en même temps qu'elle ; mais plus habituellement, comme
nous l'avons constaté maintes fois, ils la suivent et se montrent alors que le muguet atteint les autres parties du tube
digestif. Ils deviennent très fréquents et l'enfant arrive à ne

(1) *Arch. de physiologie norm. et path.* 1870, p. 624.
(2) *Bull. de l'Acad. de médecine,* 1889.

pouvoir supporter aucune nourriture. L'anorexie est complète et l'amaigrissement progressif.

Si aucun traitement n'est employé et si aucune amélioration ne survient, qui tire l'organisme de cet état, les troubles s'accentuent de plus en plus. L'amaigrissement est extrême ; l'enfant est pâle et abattu ; son pouls devient fréquent et un mouvement fébrile, d'abord léger, puis plus intense, se produit.

Les lèvres écartées, mettant à nu les gencives, sont sèches, fendillées, racornies par places et couvertes de plaques de muguet, desséchées. La bouche de l'enfant renferme du muguet en masse, d'une coloration blanche qui peut devenir jaune et brune sous l'action de l'air qui les dessèche, ainsi que des aliments et des topiques qu'on emploie contre le muguet.

Quelquefois la muqueuse buccale, au lieu d'être rouge, est plus pâle qu'à l'état normal. Nous avons constaté ce fait plusieurs fois chez nos malades, et nous l'expliquons par le défaut de réaction du côté de l'organisme qui se trouve dans un état de débilité extrême.

Les vomissements et la diarrhée étant incessants, le poids de l'enfant baisse.

Un pas encore, et l'enfant prend un aspect caractéristique : la peau, sèche, se plisse, le nez s'effile, les yeux se cernent, les extrémités se cyanosent et la vie du malade s'éteint.

Nous avons eu le malheur d'observer ce processus tragique chez un de nos enfants dont voici l'observation :

Observation XXXII

Tzéko B..., âgé de 2 mois. A partir de cet âge l'enfant fut nourri au biberon. Une semaine après (le 5 août 1892), il se produisit une diarrhée jaune. L'enfant devient plus vorace et demande à tout instant à téter.

Malgré tous les moyens pris, la diarrhée ne s'arrêtait pas et l'enfant dépérissait d'un jour à l'autre.

Le 16. — L'enfant crie, éprouve des nausées, refuse de prendre le biberon et a de la diarrhée verte. M. le professeur Dubrueil fut appelé. Après avoir examiné le malade, il ordonna une demi-goutte de laudanum de Sydenham dans une cuillerée à café d'eau sucrée et recommanda de lui faire des fomentations à l'huile de camomille camphrée et des cataplasmes chauds sur l'abdomen.

Les coliques et les nausées disparurent, mais la diarrhée verte persista encore.

Cet état se maintint jusqu'à la fin du mois d'août, lorsqu'une nouvelle atteinte de coliques se produisit avec une diarrhée abondante et quelques vomissements.

M. le professeur Baumel fut appelé, examina l'enfant et lui prescrivit une potion à l'eau de chaux et un collutoire pour la bouche. Il recommanda aussi les fomentations et les cataplasmes.

Le 10 septembre. — M. Baumel trouva l'enfant bien plus affaibli et nous conseilla de le mettre en nourrice.

Jusqu'à la moitié du mois d'octobre cet état se maintint ; la diarrhée jaune ou verte était constante, les vomissements survenaient de temps à autre. Le muguet se montra à deux reprises et fut rigoureusement combattu par le collutoire. L'enfant prenait continuellement la potion du muguet.

Le 19 octobre. — Le petit malade fut confié à une nourrice. Ce même jour il avait eu des vomissements abondants et, le soir, sa température fut de 38°7. L'enfant était assoupi et ne voulait pas prendre le sein. Le nez était effilé.

Le 20. — Après des vomissements et de la diarrhée verte, l'enfant succomba.

Ce dénoûment fatal peut arriver dans peu de jours ; d'autres fois l'enfant résiste pendant des semaines ou des mois et peut même guérir.

Chez l'adulte, le muguet survient lorsque l'organisme se trouve près de faillir. Ainsi, le muguet démontre que ce dernier est déjà épuisé et qu'il n'est plus capable de se défendre. Les troubles fonctionnels sont réduits à leur minimum. Les malades ne succombent pas à la suite du muguet, mais à la suite d'une maladie antérieure ou d'une maladie intercurrente.

Nous avons vu, dans le chapitre « Anatomie pathologique », que le muguet peut envahir d'autres organes, tels que le foie, les reins, les poumons, etc. Suivant l'organe affecté, nous devons avoir aussi des troubles qui lui correspondent; mais ces derniers ne sont pas encore bien étudiés, vu le petit nombre d'observations publiées jusqu'à aujourd'hui.

DIAGNOSTIC

Le muguet est d'un diagnostic facile. Il suffit de l'avoir vu quelquefois pour ne pas se tromper lorsqu'un cas se présente.

La grande fréquence du muguet chez les très jeunes enfants, la rougeur et la sécheresse de la muqueuse buccale, l'aspect blanc et caséeux des concrétions et leur faible adhérence à la muqueuse sous-jacente, et, au besoin, l'examen microscopique très simple et vite fait, nous permettent de ne jamais confondre le muguet avec les autres affections de la bouche.

Nous passerons en revue quelques-unes de ces dernières qui nous paraissent les plus capables de simuler le muguet.

Les aphtes se présentent sous la forme de vésicules arrondies et difficiles à enlever par le frottement. Elles laissent, à leur suite, des pertes de substance, de véritables ulcérations cupuliformes jaunâtres. Quelquefois les aphtes existent en même temps que le muguet, d'où une plus grande difficulté pour les distinguer.

Les stomatites herpétiformes, et surtout ulcéro-membraneuses, produisent aussi des ulcérations ou des exulcérations grises, inégales, assez analogues à celles des aphtes. Dans les stomatites, la bouche exhale une odeur fétide et la salivation est abondante, ce qui n'a pas lieu dans le muguet, où la bouche est inodore et la salive réduite au minimum.

Les exsudats de la stomatite diphtérique ne se font pas par

grains isolés et saillants, mais par plaques blanc-grisâtre et nacrées épaisses, consistantes, adhérentes et dissolubles dans l'eau.

Quelquefois, le muguet se présente sous forme de fausses membranes et peut simuler la diphtérie. Dans ces cas rares, il se distingue de cette dernière en ce que ses fausses membranes n'ont pas l'aspect nacré et sont moins consistantes. L'absence du jetage, de l'engorgement ganglionnaire, d'une haute température, de la cyanose et d'un teint plombé, lève les doutes ; on est en présence du muguet. Il est préférable enfin, dans les cas difficiles, de faire l'examen microscopique.

Troissier et Achalme (*Arch. de méd. expér.*, p. 29, 1893) nous donnent un bel exemple d'angine crémeuse simulant le muguet, où l'examen microscopique seul a démontré l'existence d'une levure comparable aux levures industrielles.

Les kystes épidermoïdes de Guyon et Thierry sont au nombre de 3 ou 4 et siègent ordinairement à la voûte palatine et au voile du palais, au niveau du raphé médian. Elles adhèrent solidement à la muqueuse ; cette dernière est parfaitement saine. Ces kystes ne se rencontrent pas à partir de l'âge de huit ans.

Dans la subglossite diphtéroïde (maladie de Riga) tous les autres points de la muqueuse sont sains, sauf la face inférieure de la langue, endroit où le muguet ne se rencontre pas souvent.

Il nous a été donné de constater personnellement, sur un de nos enfants, un cas qui simulait assez bien le muguet. Il s'agissait simplement d'une morsure de la face interne de la joue gauche, au niveau des grosses molaires ; elle avait l'aspect d'une plaque blanchâtre, irrégulière et proéminente. Le médecin traitant pensait au muguet et à la possibilité d'une plaque diphtéroïde. L'examen bactériologique fait, au laboratoire de la ville de Genève, à l'aide de mucosités prises au niveau de la plaque, nous donna seulement des streptocoques. Plus tard, après la disparition de cette plaque, nous en avons remarqué une autre à la même place, mais avec des lambeaux sanguinolents de la muqueuse, ce qui nous a fait penser à une morsure.

Le leptothrix mycosis se distingue par son évolution chronique et par son adhérence plus forte à la muqueuse.

L'agglomération de débris épithéliaux en certains points de la bouche, où aucun mouvement ou frottement n'arrive à les enlever, peut nous présenter l'aspect du muguet ; mais comme ces agglomérations sont très rares chez les jeunes enfants et comme elles se trouvent sur les endroits où le muguet ne se fixe pas habituellement, on peut penser, avec raison, qu'il ne s'agit pas là du muguet. A ce propos, nous dirons aussi que le prétendu muguet anal (Robin, Bouchut) n'est aujourd'hui autre chose que de simples amas de débris épithéliaux analogues à ceux dont nous venons de parler. C'est Parrot qui, le premier, par ses recherches microscopiques, a démontré ce fait.

Les parcelles de lait caillé qu'on rencontre dans la bouche se distinguent du muguet par leur coloration moins blanche, par leur aspect filamenteux et par l'absence d'adhérence à la muqueuse. Cette dernière est tout à fait saine.

Les taches blanchâtres, causées par un caustique quelconque, se révèlent par l'anamnèse. Quant aux enduits saburraux, ils siègent seulement sur la langue.

Quelquefois on peut prédire l'existence ou l'apparition prochaine du muguet chez les jeunes enfants. Ainsi, si l'enfant refuse de prendre le sein, si la muqueuse buccale est d'un rouge vif non habituel, il ne faut pas manquer d'examiner soigneusement sa bouche et cela pendant quelques jours de suite. D'autres fois, ce sont les troubles digestifs qui nous révèlent l'existence du muguet, et comme le dit si bien M. le professeur

Baumel : « toutes les fois que l'enfant refuse de prendre le
» sein, toutes les fois qu'il vomit et a de la diarrhée, pensez
» à la possibilité du muguet, qui peut être la cause ou le résul-
» tat de ces troubles digestifs ».

Chez l'adulte et surtout chez les vieillards atteints d'une
maladie aiguë ou chronique, ou se trouvant dans un état adyna-
mique, l'examen quotidien de la bouche et du pharynx est
nécessaire.

En général, le diagnostic du muguet n'offre pas de sérieuses
difficultés et, s'il se présente quelques cas douteux, on doit
recourir à l'examen microscopique (1) de parcelles du muguet,
avec ou sans culture préalable sur des milieux appropriés.

---

(1) L'examen le plus simple (sans coloration) se fait de la manière
suivante :

On étale, sur une lame de verre, une parcelle du muguet mélangé
avec une goutte d'eau distillée et stérilisée ou une goutte de glycérine ; ensuite, on recouvre avec une mince lamelle. Les bulles d'air
sont chassées par pression des deux lames. La préparation, ainsi
faite, est portée sous le microscope au grossissement de 300 à 350.

Il est préférable de faire cet examen aussi aseptiquement que
possible.

PRONOSTIC

Si nous nous rapportons aux statistiques faites sur le muguet, nous devrions le considérer, d'après les résultats donnés, comme une maladie d'une gravité considérable. Ainsi, Valleix (1) a noté 22 décès sur 24 enfants malades ; Trousseau et Delpech, à l'hôpital Necker, ont obtenu seulement 23 guérisons sur 48 cas, tandis que Baron, à l'hôpital des Enfants trouvés, à Paris, a eu 109 décès sur 140 malades.

Vraiment, ce sont des chiffres énormes et nous sommes disposé à croire que le muguet, à lui seul, ne peut pas faire tant de victimes.

A la Charité de Marseille, Seux a noté 34 cas de mort sur 632 enfants malades, mais confiés à des nourrices.

Ici, à Montpellier, à la Clinique des maladies des enfants, nous sommes heureux de n'avoir pas à noter une si grande mortalité.

Giral et Magnol (2) et Giral (3) ne rapportent presque pas de cas de mort durant deux ans. Cette année 1897-1898, la

---

(1) *Clin. des mal. des enf. nouv.-nés.* Paris 1838.
(2) *Compte rendu annuel de la Clin. des mal. des enfants* (1889-1890) in *Montp. méd.* 1891.
(3) *Compte rendu annuel de la Clin. des mal. des enf.* (1890-1891) in *Gaz. hebd. des Sc. méd. de Montp.*, 31 oct. 1891.

plupart des enfants venus aux consultations gratuites et à la Clinique ont guéri, et le petit nombre de décès que nous avons eus a toujours été dû à une autre maladie que le muguet.

D'un autre côté, nous ne pouvons pas dire que le muguet est une maladie exempte de toute gravité ; loin de là, il peut devenir dangereux dans certaines circonstances que nous verrons bientôt.

Il y a lieu d'envisager le muguet à part, chez l'enfant et chez l'adulte.

Chez l'enfant, le muguet est bénin lorsqu'il représente, en lui, toute la maladie. Il n'est alors qu'une affection locale, de courte durée, de faible intensité, sans accidents généraux, facilement curable et pouvant disparaître de lui-même sans être aperçu. C'est le prétendu muguet idiopathique des auteurs, que l'on rencontre chez les enfants bien portants, pendant l'époque de l'évolution dentaire ou lorsqu'ils sont nourris, pendant quelques jours, au biberon, etc., comme nous l'avons dit dans le chapitre « Etiologie-Pathogénie ».

Ce même muguet bénin peut devenir sérieux si, pendant son cours, l'état général s'aggrave pour une raison ou pour une autre, ou lorsque la cause qui l'a provoqué continue à subsister.

Le muguet est grave chez les enfants chez qui la débilité de l'organisme ou le mauvais état général, au cours d'une autre maladie, vont en s'accentuant. Les mauvaises conditions hygiéniques, l'encombrement dans les villes et les hôpitaux, l'été dans le midi, le sevrage prématuré, le régime alimentaire défectueux, l'évolution dentaire, etc., etc., sont autant de facteurs capables d'augmenter la fréquence et l'intensité du muguet.

Malgré la grande bénignité de la maladie chez les enfants bien portants et les adultes en convalescence, il arrive qu'il cause soit mécaniquement par l'abondance de ses concrétions, soit par la douleur, une gêne si considérable à l'alimentation que les muguétiques risquent de succomber d'inanition. Quelques observations de ce genre sont relatées par Lebrun dans sa thèse de 1883.

Lorsque les plaques de muguet sont très abondantes et en couches épaisses, elles recouvrent une grande partie de la muqueuse servant à la gustation et diminuent par conséquent l'appétit, d'où un trouble des fonctions digestives, un affaiblissement de l'organisme et finalement des troubles graves de la santé. L'enfant ne tarde pas à refuser complètement le sein ou les aliments ; il maigrit, pâlit, a des vomissements et de la diarrhée verte. Des troubles rénaux, à leur tour, entrent en scène et la mort arrive après une diarrhée abondante, les convulsions et le coma.

Si le muguet complique l'entérite, ce qui est très fréquent chez les enfants et surtout pendant la saison chaude, son pronostic devient encore plus grave, car il est possible que le muguet atteigne l'estomac et l'intestin et compromette encore plus sérieusement les fonctions digestives. En parlant du muguet développé sur le tube digestif, Parrot s'exprime ainsi : « L'on peut dire, sans exagération, qu'il hâte la terminaison fatale et peut-être qu'il l'a rendue inévitable (1) ».

Lorsque le muguet se généralise, il devient nécessairement encore plus grave, comme nous le démontrent les recherches faites sur des lapins, que nous venons de voir dans le chapitre « Mycologie ».

Chez l'adulte, l'apparition du muguet, au cours d'une maladie grave, aiguë ou chronique, peut être regardée, dans la majorité des cas, comme un indice sûr d'un dénoûment fatal (Trousseau.)

----

(1) *Arch. de physiologie norm. et path.*, 1870.

La durée du muguet est très variable. Intimement liée à l'état local et général du sujet et au traitement institué, elle peut durer de quelques jours à deux ou trois semaines et au-delà.

Quelquefois, malgré les soins les plus minutieux, le muguet disparaît à un endroit pour apparaître à un autre, et cela pendant longtemps. Bouchut a vu, dans le service de Trousseau, des enfants malades qui ont eu le muguet jusqu'à la mort.

Nous avons aussi un cas de ce genre, cité dans l'observation XXXII.

Les alternatives d'apparition et de disparition du muguet tiennent, selon nous, non pas à ce que le traitement est mal mené, mais à la persistance de la cause qui a favorisé l'apparition du muguet. Dans l'observation III de la thèse de M. Bompard, nous trouvons relaté un cas de *muguet à répétition*, rebelle au traitement et reparaissant dès que celui-ci est interrompu, pendant sept mois. Le muguet a cessé d'apparaître dès que l'état général du malade s'est amélioré. Nous en avons deux exemples. (Obs. II et X).

On dirait que le muguet est quelquefois un véritable baromètre qui nous indique les moments d'amélioration et d'aggravation de l'état général.

Le muguet à répétition se rencontre aussi bien chez les enfants athrepsiés, mal nourris et à fonctions digestives à jamais compromises, que chez l'adulte à l'approche de la mort (Thèse de Bompard, p. 34 et 37). Dans ces cas, rares il est vrai, le muguet est très rebelle au traitement et l'on peut dire qu'il disparaît avec le malade.

TRAITEMENT

Le traitement du muguet doit être prophylactique et curatif.

Connaissant déjà les causes occasionnelles de la maladie, il nous est très facile d'y soustraire l'organisme en instituant la *prophylaxie*. Ainsi, notre plus grande attention sera attirée du côté de la nourriture de l'enfant. Cette dernière doit être de bonne qualité, de quantité suffisante suivant l'âge et le besoin de l'enfant, et donnée régulièrement à des heures fixes.

Vu la très grande fréquence du muguet, à la suite de troubles digestifs si faciles à créer chez les jeunes enfants par une alimentation irrégulière, notre Maître, M. le professeur Baumel, recommande de régler sévèrement les heures des repas. Ainsi, pendant le premier mois, l'enfant doit téter toutes les heures ; jusqu'à l'âge de trois mois, toutes les deux heures ; et, à partir de trois mois, il doit téter toutes les trois heures.

Nous avons obtenu très souvent des succès dans les cas de vomissements et de la diarrhée chez les enfants, en instituant ce régime sans avoir recours à d'autres médications. Il arrive parfois que les enfants, affamés, à la suite de repas trop éloignés, se gorgent de lait lorsqu'on les met au sein et il en résulte des troubles digestifs : dilatation de l'estomac, vomissements et diarrhée. C'est pour cela que M. le professeur Baumel recommande, dans ces cas-là, de rapprocher les repas. Nous avons vu un pareil exemple dans l'observation III.

Le lait maternel ou celui d'une nourrice est toujours préférable; mais, à défaut de celui-ci, on peut lui substituer le lait
de vache, d'ânesse ou de chèvre. Le lait doit être toujours
bouilli, fréquemment renouvelé en été, et donné à une température modérée, toujours la même. Si l'enfant ne peut le digérer, il est bon de le couper avec de la tisane au tiers ou à la
moitié, jusqu'à ce qu'il soit toléré. Son administration se fait
avec le biberon ou à la cuillère, tenus extrêmement propres.
Toute autre nourriture, que l'enfant ne peut digérer, doit être
interdite.

Le traumatisme de la muqueuse buccale jouant un très
grand rôle étiologique dans la maladie, on doit surveiller
l'enfant pour qu'il n'introduise ni ses doigts, ni d'autres objets
dans la bouche. A notre avis, et à ce point de vue, il serait
bon de proscrire l'emploi des biberons et de les remplacer par
une bonne nourrice, toutes les fois que faire se peut.

Les autres soins hygiéniques consistent en une propreté
extrême du nourrisson (Niemeyer recommande la toilette buccale après les tétées), de la nourrice (laver souvent ses seins
et soigner les excoriations si elles existent) et du milieu où vit
l'enfant (éviter l'encombrement, renouveler souvent l'air, éviter les saisons chaudes et le contact avec d'autres enfants
malades).

Nous dirons aussi que quelques auteurs conseillent les lavages prophylactiques de la bouche chez les nouveau-nés pendant les premiers jours. Grösz (1) fait ces lavages avec une
solution de AgNO^3 à 1 p. 100, une fois par jour ; tandis que
Epstein préfère les badigeonnages au AgNO^3 à 3 p. 100.

En ce qui concerne la vaccination comme moyen préventif,
nous ne pouvons guère nous prononcer pour le moment, mais

(1) *Rev. mens. des mal. de l'enfance*, 1897, t. XV, p. 540

nous dirons seulement que ce moyen, encore peu connu, serait superflu, vu la bénignité extrême du muguet en général.

TRAITEMENT CURATIF. — Le muguet déclaré peut passer souvent inaperçu et, par conséquent, disparaître sans aucun traitement, ou bien être léger, et le traitement local suffit alors pour amener rapidement la guérison.

D'autres fois, l'organisme étant athrepsié, affaibli, le muguet envahit rapidement les autres parties du tube digestif, même tout le corps, et nous sommes, non seulement obligés de combattre localement la maladie, mais encore ses complications et le mauvais état général du sujet.

La cautérisation des plaques du muguet par $AgNO^3$ ou les acides, pratiquée par Natalis Grösz et Epstein, n'est plus employé aujourd'hui.

Les émollients ne sont d'aucune utilité pour le muguet. Pour nous, les alcalins forment la base du traitement, car ils agissent sur la nutrition et la forme du champignon dans la cavité buccale. Des auteurs comme Gubler, Grisolle, Parrot, Damaschino, etc., les ont employés avec succès.

On peut donner les alcalins en gargarisme ou mieux encore en badigeonnages.

Nous employons, de préférence, le borax recommandé par Grisolle et la formule suivante donnée par Damaschino :

> Borate de soude . . . . ⎱
> Miel rosat. . . . . . ⎰ ââ P. E.

On enlève préalablement les concrétions par frottement avec l'index enveloppé d'un linge sec et on passe ensuite 2 à 3 fois par jour le pinceau trempé dans le mélange ci-dessus.

Quelques auteurs remplacent le miel rosat par la glycérine, qui ne fermente pas.

Pour le traitement du muguet, on pourrait aussi employer

une solution aqueuse de benzoate de soude à 10 p. 100, en badigeonnage (Tordeus) (1). Ce remède agit comme alcalin et parasiticide. Quant aux $KMnO^4$ à 1 p. 250, $KClO^3$ ou enfin la solution mercurielle employée par Ord (2), elles nous parais-sent inefficaces.

Les boissons alcalines, l'eau de chaux en particulier, etc., sont de très bons adjuvants du traitement, car elles neutralisent l'acidité buccale, pharyngienne, gastro-intestinale et servent comme topiques actifs.

Contre le muguet pharyngien chez l'adulte, les badigeonna-ges se pratiquent assez difficilement et on prescrira les garga-rismes avec les eaux alcalines, les solutions de borax ou de benzoate de soude.

Quelquefois le muguet est rebelle au traitement et les auteurs ont eu recours à d'autres moyens plus énergiques. Ainsi, Damaschino préconise les badigeonnages à H^2O^2 ; Plaut et Quinquaud ont recours aux lavages ou badigeonnages de sublimé au millième ; d'autres auteurs se servent d'une solu-tion au $AgNO^3$, de 3-5 p. 100. L. Concetti (3), de Fe^2Cl^6, $KMnO^4$ (à 1 p. 100) en badigeonnages.

Nous pensons plutôt que la maladie, bien traitée, guérit toujours, et si, dans quelques cas, le muguet se montre rebelle, c'est qu'on ne s'est pas adressé aux autres causes qui l'entre-tiennent. Ainsi, il suffirait d'améliorer le mauvais état général ou les troubles digestifs persistants pour voir le muguet dis-paraître.

Dans ce dernier cas, nous prescrivons aux enfants le quin-quina (sirop ou décoction), le lactophosphate ou biphosphate de chaux ; pour les enfants plus âgés, les vins généreux, les

(1) *J. de méd. chir. et pharmacol.*, Bruxelles 1880.

(2) *Lancet*, London, 1889, II, p. 791.

(3) *Sem. méd.*, 1898, n° 58.

aliments gras et réparateurs. Les bains salés ou vinaigrés sont aussi de très bons toniques. Contre la fièvre, nous nous servons de bains tièdes.

Les règles hygiéniques doivent être strictes, comme nous l'avons dit à propos de la prophylaxie.

Les troubles digestifs compliquent le plus souvent la maladie. Ils peuvent précéder cette dernière, et, dans ce cas, la glace, les boissons froides et gazeuses, les vésicatoires épigastriques, l'eau de chaux ou l'acide chlorhydrique et quelquefois la potion de Rivière sont employés contre les vomissements ; tandis que les antiseptiques comme le benzonaphtol, le bismuth sous toutes ses formes (benzoate, salicylate ou sous-nitrate), l'acide lactique, l'opium, la décoction blanche de Sydenham, etc., sont employés contre la diarrhée.

Très souvent, on voit ces troubles disparaître, dès qu'on institue un régime lacté régulier sans avoir recours à aucune des médications sus-indiquées.

D'autres fois, les troubles digestifs surviennent à la suite du muguet et résultent de sa propagation aux autres parties du tube digestif. Alors les alcalins donnés intérieurement sont les médicaments qui réussissent le mieux. Dans ce cas, Parrot prescrit de donner toutes les deux ou trois heures une cuillerée à café du mélange d'eau sucrée et d'eau de Vichy ââ P.E. Nous avons réussi aussi à combattre le muguet gastro-intestinal par l'eau seconde de chaux à 60 gr. par litre de lait. Elle a d'après M. Baumel cet avantage sur les eaux alcalines gazeuses, que, ne contenant pas d'acide carbonique libre, elle alcalinise simplement et ne dilate ni l'estomac, ni l'intestin.

Si efficace contre la diarrhée verte, la potion contre le muguet de M. Baumel nous a donné toujours de bons résultats. On donne une cuillerée à soupe de cette potion, dans l'intervalle compris entre deux tétées, pour les enfants de plus de 6 mois. La dose doit être réduite de 1 à 2 cuillerées à café

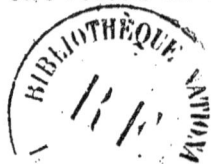

7

pour les nourrissons plus jeunes. La formule de la potion est
la suivante :

$$\left.\begin{array}{l} \text{Eau de chaux} \quad . \quad . \quad . \\ \text{» \quad » \quad laitue} \quad . \quad . \end{array}\right\} \text{ââ } 60 \text{ gr.}$$

Sirop simple . . . . . 30 gr.
Teinture de musc. . . . IV gouttes

Contre la diarrhée verte, certains auteurs emploient l'acide
lactique en potion.

Lorsque la diarrhée devient très abondante, on peut admi-
nistrer, avec de grandes précautions toutefois, l'opium, sous
forme de laudanum de Sydenham, en lavement ou mieux par
la bouche dans un peu d'eau sucrée ; quelquefois même, nous
sommes forcé de recourir au bismuth.

Les cataplasmes chauds à la farine de lin et les fomentations
à l'huile de camomille camphrée sur l'abdomen sont employés
contre le ballonnement de ce dernier et les coliques.

La diète lactée régulière et absolue est de rigueur.

Si l'enfant vomit le lait, on peut le couper avec de la tisane,
jusqu'à ce qu'il soit toléré (Baumel).

Guidi [1] emploie la résorcine à 0,50 p. 100, pour laver
l'estomac dans le cas de muguet de cet organe.

Les vomitifs et les purgatifs, dans le cas de muguet gastro-
intestinal, favorisent ou aggravent la gastro-entérite et sont
par conséquent dangereux.

A la suite de la diarrhée au cours du muguet, et surtout
chez les enfants faibles et mal soignés, il arrive souvent que la
peau des membres inférieurs, des parties génitales ou circum-
génitales, s'irrite et même s'écorche.

Les changements fréquents des linges mouillés, les lavages
des parties affectées avec de l'eau boriquée ou à l'eau blanche;

---

[1] *Rev. mens. des mal. de l'enfance*, 1896, t. XIV, p. 400.

les poudres siccatives (lycopode, talc stérilisé et amidon), et en cas d'érosions, la poudre d'iodoforme, suffisent à faire disparaître cette insignifiante complication.

La vaginite mycosique, très rare d'ailleurs, est efficacement combattue par des lavages au sublimé de 0,20 à 1 p. 100 (Von Herff) (1) ou par $KMnO^4$ en solution concentrée (Ficher). Les applications de compresses boriquées ou à la camomille à la vulve, contre l'inflammation ; les onctions du vagin avec une pommade phéniquée à 4 p. 100, contre le prurit sont de très bons adjuvants du traitement.

_____

(1) *Sem. méd.*, 1895, p. 238.

CONCLUSIONS

Nous pouvons donc résumer notre pensée en ces termes :

I. — La théorie de Gubler, sur l'*acidité buccale* comme cause étiologique du muguet, si en vogue autrefois, n'a plus, pour nous, qu'une valeur secondaire.

D'autres causes produisent plus efficacement la maladie : *le terrain* propice, jouant le rôle principal, peut être préparé par *la dentition* (congestion, catarrhe buccal), par *le traumatisme* (biberon, seins à mamelons mal formés ou malades, insuffisance de la sécrétion lactée), par *le régime alimentaire défectueux* (alimentation mal réglée, de mauvaise qualité ou en trop grande quantité, aboutissant à des troubles digestifs), par *le mauvais état général* (faiblesse congénitale, athrepsie, misère physiologique, etc.), et, par conséquent, par *la vitalité amoindrie des tissus.*

II. — Le processus morbide que subit la muqueuse buccale avant l'éclosion du muguet consiste dans la congestion de cette membrane et dans une prolifération et une desquamation des couches superficielles de son épithélium.

La muqueuse ainsi modifiée, dépouillée de son enveloppe épithéliale protectrice, offre une surface inégale, raboteuse, favorable à la fixation et à la végétation de l'oïdium albicans.

III. — *Tout muguet est symptomatique,* et suivant la fertilité du terrain, il est léger ou grave.

Quant au *muguet idiopathique* des anciens, il n'est plus, pour nous, que celui qui est causé par une irritation locale, faible et passagère.

· IV. — *Le mâchonnement, la propulsion de la langue hors de la cavité buccale, le refus du sein par l'enfant, les cris qu'il pousse quand on essaye- de le faire téter, enfin, les nausées ou les vomissements et la diarrhée verte caractéristique, sont autant de symptômes capitaux qui nous aident à soupçonner et très souvent à affirmer l'existence de la maladie, sans examen buccal préalable.*

V. — Les traitements hygiéniques et étiologiques tiennent la première place.

Un régime régulier, une alimentation saine (pour le nourrisson rien ne vaut le lait maternel), la suppression du biberon et, s'il est possible, de l'allaitement artificiel ; enfin, les soins à donner aux seins eux-mêmes, sont autant de choses importantes à connaître pour les médecins comme pour les mères.

La médication alcaline est la meilleure et de beaucoup la plus efficace.

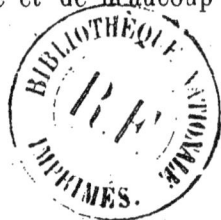

INDEX BIBLIOGRAPHIQUE

ACHALME (P.). — Le champignon du muguet, *Gaz des hôp.*, p. 453. Paris 1891.

ARCHAMBAUD. — Art. muguet, *in* Dictionnaire encyclopédique des sciences méd., 1876, t. X, p. 356.

AUDRY (Ch.). — Sur l'évolution du champignon du muguet. *Rev. de méd.*, 1887, p. 586.

BAGINSKY. — Traité des maladies des enfants, 1892, t. II.

BAUMEL. — Maladies de l'appareil digestif. Art. Muguet, 1888.

— Leçon recueillie par R. Gonzalez. *Nouv. Montp. méd.*, 1891, t. XVI.

— Leçons cliniques sur les maladies des enfants, 1893.

— Des accidents de première et de seconde dentitions. *Nouv. Montp. méd.*, 1894.

BOMPARD. — Etiologie du muguet, thèse Paris, 1880.

BOUCHUT (E.). — Traité des maladies des nouveau-nés et des enfants à la mamelle, 1855, p. 466.

— Traité des maladies de l'enfance, 1867.

BOUCHARD (Ch.). — Pathologie générale, 1897, t. IV, p. 581.

BROCQ. — Observation du muguet développé chez un adulte à la suite d'une angine herpétique et d'une stomatite érythémateuse. *Union méd.*, 1881, t. II, p, 61, 85.

CAMUSET (J.). — Essai sur le muguet des nouveau-nés, thèse Strasbourg, 1835.

CHARRIN. — L'Oïdium albicans, agent path. général, *Semaine médicale*, 1895, p. 247.

CHARRIN et OSTROWSKY. — L'Oïdium alb., agent path. général. Comptes rendus Acad. des scienc., 1895, p. 1234.

— — L'Oïd. alb., agent path. général, *Sem. méd.*, 1896, p. 275.

CHATIN. — *Gaz. hebd.*, 1858, p. 907.

CORNIL et RANVIER. — Histologie pathologique, 1884, t. II, p. 229.

DAMASCHINO. — Maladies des voies digestives, 1880.

— Contribution à l'étude du muguet, *Union méd.*, 1881, t. I, p. 158.

DEBOVE et ACHARD. — Manuel de médecine, 1895, t. V.

DECHAMBRE (A.). — *Gaz. hebd.*, 1858, p. 129, 138 et 897.

— Art. muguet, *in* Dict. méd., 1892.

DELAFOND. — *Gaz. hebd.*, 1858, p. 909.

DIEULAFOY. — Manuel de path. int., 1897, t. I.

DUCLAUX. — Ann. inst. Pasteur, 1889, p. 556.

ESPINE (D') et PICOT. — Manuel des maladies de l'enfance, 1894.

FICHER. — Du muguet des organes génitaux de la femme. *Sem. méd.*, 1896, p. 482.

FILATOW (A. Nil). — Diagnostic et Séméiologie des maladies de l'enfance. Traduction par E. Périer, 1898, p. 81.

FREYHAN. — Ueber pneumono-mycosis. *Berlin. klin. wochenschr.*, 1891, XII, p. 1192.

GIRAL. — *Gazette hebdomadaire des sciences médicales de Montpellier*, 1891, t. XIII, p. 518.

GRANCHER, COMBY et MARFAN. — Traité des maladies de l'enfance. Art. muguet, 1897, t. II.

GRASSET (H.). — *Arch. méd. expér.* 1893, t. V.

— Thèse Paris, 1894.

GRAWITZ. — Virchow's arch. 1877, t. LXX, p. 546.

— — — 1880, t. LXXXI, p. 355.

GRÖSZ. — Jahrb. f. kinderheilk, 1896, t. XLII, p. 177, ou Revue mensuelle des maladies de l'enfance, 1896, t. XIV, p. 602.

— Prophylaxie et traitement du muguet des nouveau-nés. *Revue mensuelle des maladies de l'enfance*, 1897, t. XV, p. 540.

GRUBY. — Comptes rendus de l'Académie des sciences de Paris, 1842, t. XIV, p. 634.

GUBLER. — Mémoires de l'Académie de médecine, 1858, t. XXII

— Art. Bouche, *in* Dict. encyc. des sc. méd., 1869, t. X, p. 217, 218.

GUERSANT et BLACHE. — Art. Muguet, *in* Dict. en 30 vol., 1839.

GUIDI (G.). — Le muguet. — Mycologie et métastase. *Rev. mens. des mal. des enf.*, 1896, t. XIV, p. 400.

HALLOPEAU. — Pathologie générale, 1893, p. 172.

HELLER (A.). — Recherches sur le muguet. Deuts. Arch. f. klin. méd., 1893, t. IV, p. 123. *Revue mensuelle des maladies de l'enfance*, 1896, t. XIV, p. 603.

JOSIAS (A.). — Du traitement du muguet. Thérapeutique infantile, 1896, v. II.

LABBÉ (E.). — Muguet primitif de la gorge chez un enfant de six mois. *J. méd. quot.*, Paris 1885.

LAURENT (E.). — Ann. inst. Pasteur, 1888.

LAVERAN et TEISSIER. — Nouveaux éléments de pathologie et de clin. méd., 1883, t. II,|p. 430.

LEBRUN. — Muguet primitif du pharynx dans la fièvre typhoïde. Thèse Paris, 1883.

LINOSSIER et ROUX. — Sur la mycose expérimentale due au champignon du muguet. *Lyon méd.* 1889, t. LXII, p. 307, 327, 421.

— — Sur la morphologie et la biologie du champignon du muguet. Comptes rendus Acad. des sciences, Paris 1889, p. 752.

— — *Semaine médicale*, 1890, p. 67, 151.

— — Recherches biologiques sur le champignon du muguet. Arch. de méd. expér. et d'anat. pathol., 1890, t. II, p. 222.

— — Sur la fermentation alcoolique et la transformation de l'alcool en aldéhyde, provoquée par le champignon du muguet. Bull. de la soc. chim. de Paris, 1890, t. IV, p. 697.

MAURAN. — Considér. sur le muguet. Thèse Montpellier, 1867.

MAX STOOSS. — Etiologie et pathogénie des angines, de la stomatite aphteuse et du muguet. *Revue mensuelle des maladies de l'enfance*, 1896, t. XIV, p. 398.

MIGNOT (A). — Mémoires sur la contagion du muguet, Paris 1857, p. 407.

ORD (W. T.). — A simple remedy for thrush and sordes. Lancet. London, 1889, t. II, p. 791.

OSTROWSKY (E.). — Recherches expérimentales sur l'infection générale produite par le champignon du muguet. Thèse Paris, 1896.

PARROT. — Arch. de physiologie normale et pathologique, 1869, t. II, p. 504.

Parrot. — Arch. de physiologie normale et path., 1870, p. 621.
— *Progrès médical*, 1874, numéros 46, 47, 48, 49.
— L'Athrepsie, 1877.
Quinquaud. — Nouvelles recherches sur le muguet. Arch. de physiologie norm. et path., 1868, t. I, p. 290.
Renault. — Note pour servir à l'histoire du muguet dans l'œsophage. Union méd., 1869, t. I, p. 159.
Ricketts (B.). — Oïdium albicans. Lancet Clinic. 1887, p. 393.
Robin (Ch.). — Thèse de Paris, 1847.
— Histoire naturelle des végétaux parasites, Paris 1853 p. 488.
Roger. — Vaccination contre la muguet ; modification du sérum. *Sem. méd.*, 1896, p. 267.
Roux et Linossier. — Recherches morphologiques sur le champignon du muguet. Arch. de méd. expér., 1890, t. II, p. 62.
Schmorl. — Ein fall von Soormetastase, *in* der Niere. Centralbl. f. bakteriologie und Parasitenkunde 1890, b. VII, p. 329.
Simon (J.). — Art. muguet, *in* nouv. dict. de méd. et de chir. pratiques, 1877, t. XXIII, p. 168.
— Conférences thérapeutiques et cliniques sur les maladies des enfants, Paris, 1889, t. II.
Teissier. — Un cas d'angine pseudo-membraneuse avec présence exclusive dans l'exsudat des formes levure du muguet. Arch. de méd. expér., 1895, p. 265.
Troisier et Achalme. — Sur une angine parasitaire causée par une levure et cliniquement semblable au muguet. Arch. de méd. expér., 1893, p. 29.
Trabut. — Saccharomyces albicans. Précis de botanique médicale, 1898, p. 642.
Valleix. — Maladies des enfants nouveau-nés, Paris, 1838.
Von Frich. — Muguet de la vessie. *Sem. méd.*, 1896, p. 507.
Von Herff. — Du traitement de la vaginite mycosique. *Sem. méd.*, 1895, p. 238.
Vuillemin. — Les caractères spécifiques du champignon du muguet. *Sem. méd.*, 1898, p. 453.

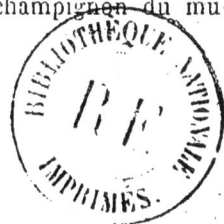

www.ingramcontent.com/pod-product-compliance
Lightning Source LLC
Chambersburg PA
CBHW071506200326
41519CB00019B/5890